〈医歯薬アカデミクス〉　TECOM

医療薬物代謝学
第2版

山崎浩史　小澤正吾
［編集］

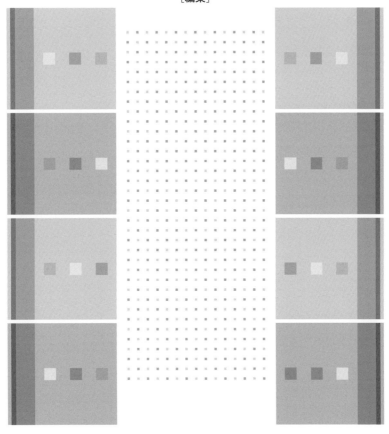

テコム

第2版まえがき

　薬物代謝とは，体内でくすりの形を変えることであり，その薬効や毒性を変動させる中心的な要因として注目されています．本書「医療薬物代謝学」の初版は，基礎的かつ専門的で薬物代謝学の知識を平易な言葉を使い，特に臨床的な意義を中心に要点を絞って，わかりやすくまとめることを意識し，医療薬学や衛生化学にまたがる領域の初学者のための書籍として作成されました．

　2010年の初版発刊から7年がたち，本書改訂の機会がやってきました．薬物代謝のエッセンスがぎっしり詰まった本書ですが，現行の薬科大学での新コアカリキュラムに準拠する薬物動態学領域の学部教科書としての位置づけに配慮し，構成を変更しました．すなわち，衛生薬学領域の記述を控え，薬物動態学として必要な，吸収，分布および排泄領域の記載を増やし，平易な記述方式にて統一的に整備統合することを第2版の編者として決断しました．

　幸い，初版原稿の再活用については，各著者の先生方の快諾が得られました．当初の本書の目的である薬物代謝を平易に深く理解するために，くすりが体内にとりこまれ，ひろがり，形が変えられて，体外にでていく全過程を繋ぐ編集方針としました．生まれ変わった「医療薬物代謝学第2版」が薬科大学あるいは関連領域の初学者の講義テキストであるだけでなく，副読本や自習書としても活用いただけることを願ってやみません．

　　2017年11月

山崎　浩史
小澤　正吾

まえがき（初版）

　くすりは私たちの病気を治療するために使われますが，私たちの体からみれば単なる化学物質であり，体外から侵入してきた，いってみれば，体外異物にすぎません．したがって，くすりを服用すると，私たちの体はいち早く，くすりを尿の中に排泄しようとします．しかし，多くのくすりは油に溶けやすく水に溶けにくい性質があるので，そのままでは尿には溶けにくいのです．そのため，私たちの体は，くすりを尿に溶けやすい形に変換する「しくみ」を備えています．この「しくみ」を駆使することによって，尿中に排泄することを可能にしています．このような，体内におけるくすりの化学構造の酵素的な変換を「薬物代謝」と呼びます．薬物代謝には何種類もの酵素が関わっています．薬物代謝に関わる酵素についての詳細もわかってきています．特に，酵素の量が変動するとくすりの代謝速度が変動しますから，くすりの排泄速度も変動し，したがって薬効や毒性も変動することになります．ですから，薬物代謝はくすりの薬効や毒性を変動させる中心的な要因として注目されています．

　薬物代謝については衛生化学，薬理学，毒性学，薬剤学などで断片的に講義されている大学が多いのですが，最近はこれらをまとめて「薬物代謝学」として講義する大学も増えているようです．こうすることで，薬物代謝について濃厚な知識が教授できるからだと思います．

　本書は，専門的な知識は他書に譲って，薬剤師として働くために必要な，薬物代謝学の臨床的な意義を中心に書かれています．「薬学教育モデル・コアカリキュラム」（コアカリ）に記載されている薬物代謝に関連するキーワードや項目はすべて網羅し，要点を絞って，わかりやすく書きました．実際，初めて薬物代謝学を学ぶ皆さんに容易に理解していただくことを目標に企画しました．

　そのために，最初に薬物代謝学概論の第1章には，かなりの紙面を割り当てました．概論では，これから学ぶ薬物代謝の全容，それも患者の薬物療法の中で占める意義などを，皆さんに把握してもらうのがねらいです．そのため，各論に厳密に沿った書き方ではありませんが，一度概要が理解されれば，各論ではその各項が薬物代謝の中でどのような位置を占めるのかが容易に理解できるのではないかと期待しています．また，各章や節の最初には，「ポイントと目標」を設け，さらに，第2〜第4章のおわりには過去に出題された薬剤師国家試験の出題例を，

それも医療薬学や衛生化学などの全問を統合し，その中でも重要な設問を抜粋して記載しました．このことによって，薬学生は広い薬物代謝学の中でも，何の知識が特に重要かがわかると思います．大まかに，この教科書は 14〜15 回（1 回は 1.5 時間）の講義で終了できるように企画しましたが，教える先生方によっては，概論の部分をあらかじめレポートにしたり，簡単な試験をして読んでおいてもらうなどの工夫があってもよいと思います．また，一部について，さらに詳しく講義したり，一部を自習にするなどの工夫があってもよいと思います．平易に理解しやすく書かれていますから，自習も可能だと思います．

 なお，本文の用語はコアカリに沿って統一しましたが，薬剤師国家試験に出題された問題については，そのままにしました．薬剤師国家試験でも，年度によって用語の表現が異なることがあります．

 薬物代謝学の知識がいかに臨床の現場で医療に貢献しているか．その一端でも薬学を学ぶ皆さんに理解され，興味をもたれれば，編者のこの上ない喜びです．本書は臨床の現場で活躍しておられる薬剤師，看護師，医師，それにくすりの開発に携わっておられる研究者の皆様にも入門書として活用され，通読されることも期待しております．

 最後に，この教科書の趣旨に賛同されて出版まで尽力されたみみずく舎編集部に感謝します．
　　　2010 年 1 月

鎌 滝 哲 也
高 橋 和 彦
山 崎 浩 史

編集者・執筆者一覧(第2版)

監修者
　鎌滝哲也　　北海道大学名誉教授
　高橋和彦　　前北海道薬科大学薬学部

編集者
　山崎浩史　　昭和薬科大学薬学部
　小澤正吾　　岩手医科大学薬学部

執筆者(執筆順)
　山崎浩史　　昭和薬科大学薬学部
　松本宜明　　日本大学薬学部
　成橋和正　　同志社女子大学薬学部
　細川正清　　千葉科学大学薬学部
　小澤正吾　　岩手医科大学薬学部
　越前宏俊　　明治薬科大学薬学部

(2018年1月現在)

編集者・執筆者一覧（初版）

編集者
- 鎌滝哲也　　北海道大学名誉教授
- 高橋和彦　　北海道薬科大学薬学部
- 山崎浩史　　昭和薬科大学薬学部

執筆者（執筆順）
- 鎌滝哲也　　北海道大学名誉教授
- 山崎浩史　　昭和薬科大学薬学部
- 松本宜明　　日本大学薬学部
- 高橋和彦　　北海道薬科大学薬学部
- 平塚　明　　東京薬科大学薬学部
- 吉原新一　　広島国際大学薬学部
- 細川正清　　千葉科学大学薬学部
- 吉村昭毅　　北海道医療大学薬学部
- 小澤正吾　　岩手医科大学薬学部
- 赤尾光昭　　富山大学大学院医学薬学研究部
- 池田敏彦　　横浜薬科大学薬学部
- 田中賴久　　東北薬科大学薬学部
- 今井輝子　　熊本大学薬学部
- 越前宏俊　　明治薬科大学薬学部
- 石井賢二　　東京理科大学薬学部
- 山本郁男　　九州保健福祉大学薬学部
- 宇佐見則行　九州保健福祉大学薬学部
- 渡辺和人　　北陸大学薬学部
- 小倉健一郎　東京薬科大学薬学部
- 荻原琢男　　高崎健康福祉大学薬学部

（所属は初版発行当時）

目　　　次

1. 薬物代謝学概論　（鎌滝哲也・山崎浩史）　1

この章のポイントと目標　1
1.1　薬物代謝の意義　1
 1.1.1　薬物代謝とは　1
 1.1.2　薬物代謝によってくすりの血中濃度と薬効・毒性が決まる　2
 1.1.3　薬物代謝と鑑識化学・ドーピング　4
 1.1.4　新薬開発にも生かされている薬物代謝の知識　4
1.2　くすりの吸収から排泄まで　6
 くすりの吸収・分布・代謝・排泄　6
1.3　薬物代謝に関与する酵素と薬物代謝反応　7
 1.3.1　薬物代謝反応の特徴―第一相・第二相反応と腸内細菌による薬物代謝の特徴―　7
 コラム：シトクロム P-450 の呼び名の変遷　8
 1.3.2　薬物代謝に関与する酵素の細胞内での局在性　9

1.4　薬物代謝の臨床的意義　10
 1.4.1　薬物代謝に関与する酵素の遺伝的多型と個別化医療　10
 1.4.2　薬物代謝と薬物相互作用　11
 1.4.3　胎児と胎盤における薬物代謝　13
 1.4.4　加齢と薬物代謝　13
 1.4.5　疾患時における薬物代謝　14
1.5　薬物代謝と毒性学　14
 1.5.1　解毒と代謝的活性化　14
 1.5.2　発がんと代謝的活性化　16
 1.5.3　標的臓器　16
 1.5.4　トキシコキネティックス　17
 1.5.5　化学物質の毒性を予測する代替試験法　17
1.6　過去の国家試験出題例　（山崎浩史・小澤正吾）　18

2. 薬物動態の基礎　21

この章のポイントと目標　（山崎浩史）　21
2.1　くすりの体内動態と薬物代謝　22
 この節のポイントと目標　（松本宜明）　22
 2.1.1　くすりの体内動態と代謝　（松本宜明）　23

  a. 血液の流れにのったくすりの運命　23
  b. くすりの体内動態の定義　24
 2.1.2　くすりの吸収，初回通過効果と腸肝循環　（松本宜明）　24
  a. バイオアベイラビリティ　24

b. 初回通過効果とくすりの投与経路 25
　　c. 受動拡散と能動輸送 25
　　d. 腸肝循環 26
　2.1.3 くすりの分布 （成橋和正） 27
　　a. くすりの生体内分布 27
　　b. 分布速度 27
　　c. 分布容積 27
　　d. 血漿中タンパク質 28
　　e. 特定臓器への分布を制限するもの 28
　2.1.4 肝クリアランスと肝固有クリアランス （松本宜明） 28
　　a. 全身クリアランス 28
　　b. 肝クリアランス 29
　　c. 肝固有クリアランス 30
　　d. 肝抽出率 30
　　e. 肝代謝の特徴によるくすりの分類 30
　2.1.5 くすりの血中濃度の非線形性と問題点 （松本宜明） 31
　　a. 非線形性 31
　　b. ミカエリス・メンテン式 31
　　c. 臨床的意義と実際例 32
　2.1.6 くすりの排泄 （成橋和正） 33
　　a. くすりの排泄機構 33
　　b. くすりの尿中排泄機構 33
　　c. くすりの胆汁中排泄機構 34
2.2 薬物代謝に関与する酵素系 35
　この節のポイントと目標 （山崎浩史） 35

　2.2.1 第一相・第二相反応と腸内細菌による代謝 （山崎浩史） 36
　　a. くすりの体内動態と代謝 36
　　b. 第一相反応を触媒する酵素群 37
　　c. 第二相反応を触媒する酵素群 37
　2.2.2 第一相反応に関与する酵素とその反応 （鎌滝哲也・高橋和彦・山崎浩史） 38
　　a. シトクロム P-450 38
　　コラム： ミクロソーム画分とは 40
　　コラム： 基質特異性の低いシトクロム P-450 の謎 41
　　b. フラビン含有モノオキシゲナーゼ （山崎浩史） 46
　　c. カルボキシルエステラーゼ （細川正清） 49
　　d. その他の酵素 （山崎浩史） 54
　2.2.3 第二相反応に関与する酵素とその反応 55
　　a. グルクロン酸転移酵素 （吉村昭毅・小澤正吾） 55
　　b. 硫酸転移酵素 （小澤正吾） 59
　　c. グルタチオンS-転移酵素 （平塚　明・小澤正吾） 62
　　d. アセチル転移酵素 （小澤正吾） 64
　　e. アミノ酸抱合酵素系 （吉村昭毅・小澤正吾） 67
　　f. その他の抱合酵素 （吉村昭毅・小澤正吾） 69
2.3 過去の国家試験出題例 （山崎浩史・小澤正吾） 72

3. 薬物代謝の医療における意義 ……… 76

この章のポイントと目標 （越前宏俊） 76
3.1 くすりの体内動態と薬効の変化 (1) —内的要因— 77
　この節のポイントと目標 （越前宏俊） 77

　3.1.1 薬物代謝に影響を及ぼす因子 （越前宏俊） 78
　　a. 人種差 78
　　b. 性差 79
　　c. 小児 79

d. 高齢者　*80*
e. 疾　患　*81*
3.1.2　遺伝子多型を示す薬物代謝酵素と個別化医療（テーラーメイド薬物療法）　*81*
　a.　概　説　（越前宏俊）　*81*
　b.　シトクロム P-450　（越前宏俊）　*84*
　c.　アルコール脱水素酵素とアルデヒド脱水素酵素　（越前宏俊）　*87*
　d.　ジヒドロピリミジン脱水素酵素　（平塚　明・小澤正吾）　*89*
　e.　チオプリン S-メチル転移酵素　（小澤正吾）　*92*
　f.　カテコール O-メチル転移酵素　（小澤正吾）　*94*
　g.　その他の酵素の遺伝子多型とその臨床的意義　（小澤正吾）　*96*
3.2　くすりの体内動態と薬効の変化（2）―外的要因―　*100*
　この節のポイントと目標　（山崎浩史）　*100*
　薬物代謝と薬物相互作用　（石井賢二・小澤正吾）　*100*
　　a.　シトクロム P-450 が関与する薬物相互作用　*101*
　　b.　シトクロム P-450 以外の酵素が関与する相互作用　*107*
3.3　過去の国家試験出題例　（山崎浩史・小澤正吾）　*108*

索　引　……………………………………………………………………………………*112*

1. 薬物代謝学概論

▶▶この章のポイントと目標
　第1章では，以下の項目やキーワードにつき，代表例をあげて概略が説明できることを目標としている．
- 1.1　薬物代謝の意義：　薬物代謝とは．くすりの血中濃度や臓器中濃度と薬物代謝．新薬開発と薬物代謝．薬物代謝の法中毒学（鑑識化学）的な意義．プロドラッグ．
- 1.2　くすりの吸収から排泄まで：　肝代謝型と腎排泄型のくすりとその特徴．初回通過効果．腸肝循環．排泄経路．代謝物の排泄速度．トランスポーター．
- 1.3　薬物代謝に関与する酵素と薬物代謝反応について：　薬物代謝反応の特徴，第一相反応と第二相反応の特徴．腸内細菌による薬物代謝と特徴．薬物代謝に関与する酵素の細胞内局在．
- 1.4　薬物代謝の臨床的意義：　薬物代謝に関与する酵素の遺伝的多型と個別化医療．薬物代謝と薬物相互作用．胎児と胎盤における薬物代謝．加齢と薬物代謝．疾患時における薬物代謝．
- 1.5　薬物代謝と毒性学：　解毒と代謝的活性化．標的臓器．トキシコキネティックス．発がんと代謝的活性化．化学物質の毒性を予測する代替試験法．

1.1　薬物代謝の意義

1.1.1　薬物代謝とは

　経口的に，あるいは注射や座薬などで非経口的に私たちの体内に取り込まれたくすりは，私たちの体にとっては，それがいかに疾患の治療に重要なものであっても異物でしかない．これらは，アミノ酸や糖などの生体内物質に対比して生体外異物と呼ばれる．

　私たちの体は，これらの生体外異物を速やかに体外に排泄するために，さまざまなメカニズムを備えている．大多数のくすりは脂溶性であり，水溶性が低いため，そのままの形ではほとんど尿中に排泄されない．ここで一例をあげるので想像してみよう．あるくすりのベンゼン環に水酸基を導入すると，ベンゼン環のままよりも大幅に水溶性が増すため，尿中に排泄できるようになる．さらにベンゼン環に導入された水酸基に糖酸の一種であるグルクロン酸が結合すると，一層水溶性が増して尿に排泄しやすくなる．このような水酸基の導入や糖の結合などが私たちの体内でいつも起こっているのである．しかも，有機合成化学では一見困難な反応でも，私たちの体内に存在する酵素は難なくやってのけてしまう．このような，くすり（有機化合物）の生体内変換のことを薬物代謝と呼んでいる．水

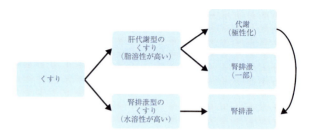

図 1.1 肝代謝型のくすりと腎排泄型のくすり

に溶けやすくする反応であるため，薬物代謝反応のことを**極性化反応**と呼ぶこともある．

　薬物代謝反応で唯一の例外はアセチル化反応である．たとえば，スルファニルアミド（抗菌薬）がアセチル化されると，元のアミドよりも極性が減少し，水に溶けにくくなり，結晶が生じて，尿中では結石（スルファニルアミドの副作用）の原因になることが知られている．くすりに限らず，農薬や環境汚染物質など，さまざまな外来性の化学物質もくすりの代謝を行う酵素と同じ酵素で代謝されるが，代謝される物質がくすりでない場合も，一般に薬物代謝と呼ぶ．

　それでは，もともと極性の高いくすりの場合はどうなっているのだろうか．**ペニシリン**や**セフェム系**の抗生物質はもともと極性が高い．これらはほとんど代謝されず，そのままの形で尿中に排泄される．したがって，これらのくすりは**腎排泄型**の抗生物質と分類されている．腎排泄型の抗生物質はもともと水に溶けやすく，ほとんど代謝されないため，患者に投与すると，そのまま速やかに腎臓から尿中に排泄されてしまう．一般にこれらの抗生物質の**血中半減期**は短く，効果の持続時間も短い．抗生物質でも**マクロライド系**の抗生物質は肝臓で代謝されてから排泄される．したがって，マクロライド系の抗生物質は**肝代謝型**の抗生物質と分類されている（図 1.1）．

　くすりを極性化して尿中に排泄するために，私たちの体内には数々の酵素が存在している．その酵素の数と量から推測すると，私たちの体は生体外異物を排泄するために相当なエネルギーを割いていると考えられる．全く新規な化学物質，つまり地球上で初めて合成された化合物でも代謝して，体外に排泄しやすい形に変換してしまうのだから，私たちの体はそれほどまでに生体外異物を体内に蓄積したくないのだろう．言い換えれば，進化の過程で有害な生体外異物を極性化して体外に排除する能力を獲得したことによって，私たちは生き延びてきたといえる．

1.1.2　薬物代謝によってくすりの血中濃度と薬効・毒性が決まる

　くすりの効果は，受容体周辺，つまり受容体が存在する**標的臓器**（1.5.3 項参照）におけるくすりの濃度によって決められる．一般に，臓器におけるくすりの濃度は血中濃度とおおむね平衡するから，血中のくすりの濃度を測定することによって，ある程度，受容体の周辺の濃度を予測することができる（図 1.2）．血

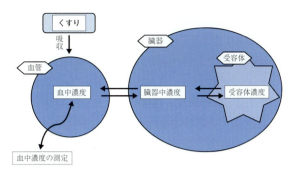

図 1.2 くすりが吸収されてからの血中，臓器中，受容体での濃度における平衡関係

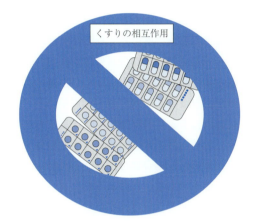

図 1.3 薬物相互作用
くすりの併用は，相互作用の危険性の程度によって「併用注意」や「併用禁忌」に指定されている．

中濃度はくすりの吸収，分布，代謝および排泄速度によって影響されるが，これらの中でも代謝速度が最も大きな因子である．実際，くすりが代謝されると，その代謝産物はきわめて速やかに尿中に排泄され，腎排泄型のくすりを除けば，排泄速度が**体内動態**を決める要因になることは少ない．

くすりの代謝速度が薬効や毒性を変動させる例は多く知られている．詳細はここでは述べないが，薬物代謝酵素の**遺伝的多型**（酵素の遺伝子の欠損や変異）によって薬効・毒性は大きく変動するし，くすりの併用や繰り返し投与などによって薬物代謝酵素の活性が変動すると，くすりの薬効・毒性もそれに伴って変動する（**薬物相互作用**：図 1.3）．したがって，ある種の酵素を増やす（**酵素誘導**）か，あるいは働きを阻害する（**酵素阻害**）くすり同士の「飲み合わせ」には注意しなければならない．特に，薬物併用による酵素阻害には，併用薬の作用を強めてしまう例（ヒスタミン H_2 受容体拮抗作用により胃酸分泌を抑えるくすりであるシメチジンと，降圧薬のニフェジピンやプロプラノロールの併用）や併用薬の副作用を強める例（シメチジンと気管支拡張薬であるテオフィリンやアミノフィリン，それに睡眠薬であるトリアゾラムの併用）ではいずれも**併用注意**となっている．中でも，併用を避けるべきであるくすりは**併用禁忌**に指定されている．ア

ゾール系抗真菌薬はシトクロム P-450 の一種である CYP3A4 を阻害するので，同じ CYP3A4 で主に代謝されるくすりとの併用は併用禁忌に指定されている．CYP3A4 で主に代謝されるくすりは数多い．

1.1.3 薬物代謝と鑑識化学・ドーピング

睡眠薬や毒物で死亡事故が起こった場合，昔は死体の胃の内容物を採取して，その内容物に睡眠薬や毒物が含まれているかどうかを調べて死亡原因を特定した．しかしながら，近年は胃の内容物に睡眠薬や毒物などの死亡原因物質が検出されなくとも，死因となった原因物質が特定できるようになってきた．その理由は，血液や尿，あるいは肝臓などの臓器を分析し，その中に原因物質の代謝産物が同定されれば，ただちに摂取した元の原因物質を推定できるからである．この知識は，犯罪性の有り無しなど，すでに鑑識の現場で使われている．詳しく分析し，そのくすりの申請資料に書かれている，体内動態のデータと照合すれば，摂取した量や時間なども大まかだが推測できる．

同じような考え方がスポーツ選手のドーピング検査にも応用されている．たとえ生体内にもともと存在するステロイドホルモン（筋力増強作用をもつ）であっても，尿や血液を分析した結果，そのステロイドホルモンの代謝産物の量が異常に高値を示した場合には，競技の数日前までステロイドを服用したことが強く疑われるからである．このように，高感度分析の技術が薬物代謝の知識と融合して広く一般社会で活用されている．

1.1.4 新薬開発にも生かされている薬物代謝の知識

新しいくすりを開発するには，そのくすりが本来もつ薬理活性が強いことが必要である．これは改めていうまでもないことである．しかし，いくら薬効が強くても代謝が速すぎて血中濃度が維持できなければ，あまり薬効が期待できない．したがって，患者に投与することはできない．逆に，一度投与すると体内でほとんど代謝されず，いつまでも体内に残存し，最悪の場合，臓器に蓄積したりすると，予期しなかった臓器毒性が現れるおそれもある．さらに，ラットなどの実験動物では安全で優れたくすりと考えられた新薬の候補化合物が，ヒトに投与したときに毒性を示したため，開発中止となった例もある．このような事例を「動物実験からヒトへの外挿ができなかった」という．

新薬開発には，最初に動物実験を行い，その結果からヒトでの結果を推測することが多い．動物の種や性などによってもくすりの代謝速度に大きな違い（種差や性差）があることがあり，動物実験で行った結果がすぐにヒトに適用できないことがある．これは新薬開発を困難にしている要因の一つである．ヒトと動物の違いを克服するために，動物実験を最小限行い，ごく微量のくすりを直接ヒトに投与して調べる方法が開発されている．これはきわめて低レベル（したがって安全性が高い）のアイソトープでラベルしたくすりを投与して体内動態を推測する方法で，マイクロドージング法と呼ばれている．

服用したくすりが消化管で分解されて薬効が現れなかったり，吸収が遅すぎて有効な血中濃度が得られなかったり，吸収が速すぎるために副作用が現れる場合などに採用されている工夫がある．それは**プロドラッグ**と呼ばれ，多数つくられている．プロドラッグとは，くすりの一部を化学的に修飾して，腸管からの吸収を改善したり，体内で徐々に分解させて毒性を軽減したりする目的でつくられる．すなわち，体内で代謝された分解産物が薬効を示すように設計されたものである．多くの場合，くすりの化学的な修飾はエステル体への修飾である．エステル体は体内，特に腸管粘膜，血液や肝臓などに存在する**エステラーゼ**によって分解され，元のくすりが徐々に生成する．意外と思うかもしれないが，漢方薬の成分の多くは「**天然のプロドラッグ**」といえる．「天然のプロドラッグ」はエステル体ではなく，グルクロン酸などの糖酸やグルコースが結合したもので，腸内細菌が糖酸などを切断して，その糖酸などを餌にして食べており，生成したアグリコン（非糖部）が吸収されて薬効を示すからである（図1.4）．

新薬の開発にも薬物代謝についてのデータが必須の項目として求められている．それは，① 新しく開発されたくすりが体内に入ってから排泄されるまでの挙動，つまり薬物動態（次節参照），を詳細に把握する必要があること，② ヒトの体内で生成された代謝産物に薬効や毒性があるか否かを知る必要があること，③ 有効性や安全性の指標として，薬効を示す血中濃度や毒性を示す血中濃度を把握しなくてはならないこと，④ 薬効や毒性に個人差がないかどうか，個人差（**個体差**）がある場合には薬効や毒性の個人差が薬物代謝の個人差に由来する可能性はないか，などさまざまな検討の必要性があるからである．

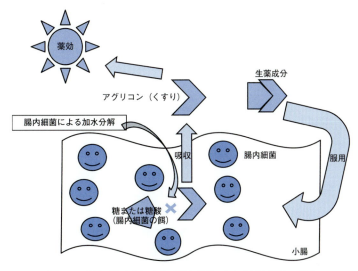

図1.4　生薬（漢方薬）成分の腸内細菌による分解と薬効の発現

1.2 くすりの吸収から排泄まで

くすりの吸収・分布・代謝・排泄

　投与されたくすりがどのように吸収され，組織に分布し，小腸や肝臓中の酵素により代謝され，排泄されるのかを解析することを，くすりの生体内運命を調べるという．この吸収（absorption），分布（distribution），代謝（metabolism），排泄（excretion）を総称して，それぞれの英語の頭文字をとってADME（アドメ）と呼び，これらの濃度と速度を総合的にみて薬物動態（ファーマコキネティックス：pharmacokinetics，PK）と呼ぶ．

　くすりは経口的に服用されることが多い．実際に製薬会社は新薬の開発に当たって，そのくすりが経口剤として開発できないかを検討している．その理由は，経口剤などのくすりは自宅で服用できるので，患者がいちいち病院に足を運ばなくてよいからである．患者が病気の治療のためとはいえ，病院に行くのは大変な負担となる．経口的に服用されたくすりは主に小腸で吸収される．この吸収の速度はくすりの物理的な性質に基づく受動的な拡散に加え，小腸粘膜の細胞に存在する，細胞への取り込みと排出に関わるトランスポーター（輸送体）群によって決められている．小腸から吸収されたくすりの一部は，小腸粘膜に存在する酵素によって代謝される．小腸で代謝されなかったくすりのさらに一部は，血液中の酵素で代謝されるが，これら小腸と血液中で代謝されるくすりはマイナーであり，ほとんどのくすりは肝臓まで運ばれてから代謝される．小腸や肝臓で代謝され，体循環（全身循環血）に移行するくすりの血中濃度が減ってしまうことを，初回通過効果と呼んでいる．小腸粘膜や血液，それに肝臓での代謝をまぬがれ，標的臓器（1.5.3項参照）に運ばれたくすりが薬効に寄与する．まれに，代謝産物が薬効を示すことがある．しかし，これは例外的である．

　代謝をまぬがれたくすりは血液にのって体中に運ばれて分布するが，くすりの種類によっては特定の臓器に蓄積性を示すことがある．チオペンタール（超短時間型の睡眠薬）は極端な例として知られている．チオペンタールは，血液によって運搬され，脂肪組織に到達すると，脂肪組織に蓄積する．脂肪組織に濃縮されるから血中濃度が低下し，そのために脳に到達する濃度が低くなり睡眠効果の持続が短い．これが，このくすりが「超」短時間型と分類されている理由である．塩素系絶縁材のポリ塩化ビフェニル（polychlorinated biphenyl：PCB）やゴミの焼却過程などで生成するダイオキシン（polychlorinated dibenzo-*p*-dioxin：PCDD）などは代謝されにくく，かつ脂溶性が高い．そのため，これらは脂肪組織に蓄積されやすい．

　血流にのって肝臓に運ばれたくすりは，肝臓に存在する酵素によって代謝を受ける．血液から肝臓の細胞に到達するにも，肝臓からくすりやその代謝産物が排出されるときにもトランスポーター群が関与する．肝臓中では第一相反応（酸化・還元反応や加水分解反応）ばかりでなく第二相反応（抱合反応）まで受けることが多い．抱合反応を受けたくすりはトランスポーターによって胆汁中に排泄

されることがある．抱合反応では，たとえばグルクロン酸抱合では糖酸が付加されるため，その分だけくすりの分子量が増える．ヒトでは，その分子量が 500 を超えると胆汁中に排泄されやすくなる傾向がある．胆汁中に排泄されたくすりの代謝産物（たとえば，グルクロン酸抱合体）は胆管を経て小腸に排泄され，腸管下部へ到達する．腸管下部には多数（約 100 兆個）の細菌が存在している．ちなみに，私たちの体細胞の数は 60 兆～70 兆個だから，腸内細菌の数は私たちの体細胞の数より多いことになる．これらの腸内細菌がもっている加水分解酵素はくすりに結合したグルクロン酸を加水分解して切り離してしまう．これによって，抱合体はグルクロン酸と元のくすりになる．前に述べたように，腸内細菌は分解して生じたグルクロン酸（糖）を餌にして食べているわけである．一方，生じた元のくすりは改めて腸管下部から再吸収され，肝臓に再び運ばれる．このようなくすりの腸管・肝臓の間の往復を，くすりの**腸肝循環**と呼んでいる．なお，この循環は 100% の効率で行われるわけではないため，時間経過とともにくすりが体外に排泄されることはいうまでもない．

　くすりは尿中ばかりではなく，糞中にも排泄される．糞中に排泄されるくすりは，消化管から吸収されなかったもの，胆汁中に排泄され再吸収されなかったもの，胃液や胆汁，膵液などの分泌液に分泌されたものなどが含まれる．くすりの胆汁中排泄のしくみについては，従来は**単純拡散**によると考えられていたが，近年の研究によって肝臓の細胞に存在する**トランスポーター**が重要な働きをしていることが明らかになってきた．その他の分泌液への排出にもトランスポーターが関与していると考えられるが，明確になっていない．

　乳汁中にもくすりやその代謝産物が排泄される．モルヒネが乳汁中に排泄されるのは最も有名な例である．モルヒネが乳汁中に排泄され，その乳汁を飲んだ新生児にモルヒネによる呼吸抑制がみられた臨床例がある．したがって，授乳中の母親にモルヒネを投与するのは，よほどの必要性がある場合だけに限られる．

　母体から胎児へのくすりの移行も，母体からみれば一種の排泄となる．分娩直前に母親に投与したモルヒネが，胎児に運ばれ，産まれた新生児が呼吸抑制を起こした臨床例もある．胎盤は胎児を守る「障壁」として働くと考えられていたが，現在では多くのくすりが母体から胎盤を経由して，速やかに，しかも高濃度に移行することが証明されている．

　これら以外にも，くすりやその代謝産物は呼気や汗などにも排泄されるが，量は少ない．

1.3　薬物代謝に関与する酵素と薬物代謝反応

1.3.1　薬物代謝反応の特徴―第一相・第二相反応と腸内細菌による薬物代謝の特徴―

　これまでに，くすりが体内に入ってから，どのような運命を辿って体外に排出されるのか，その概略を説明した．それでは，くすりは体内でどのような代謝反

応を受けるのであろうか．前の項で簡単に述べたように，体内で受ける代謝反応は，第一相反応と第二相反応に分類される．第一相反応には酸化反応，還元反応，加水分解反応が含まれる．酸化反応にはシトクロム P-450 やフラビン含有モノオキシゲナーゼ（フラビン含有一原子酸素添加酵素，FMO）などが関与している．シトクロム P-450 はほとんどのくすりの酸化に関わっている．基質特異性の低い多数の酵素群からなり，現在ではアミノ酸配列の類似性から，群，亜群などに分類され，その第 1 群〜第 3 群，それに第 4 群のシトクロム P-450 の一部がくすりの代謝に関わる．他の群のシトクロム P-450 はステロイドや脂肪酸など生体内物質の生合成や代謝に関わっている．シトクロム P-450 はくすりの還元反応も触媒することができる．シトクロム P-450 による酸化反応には 2 個の電子が必要で，この電子は主に還元型ニコチンアミドアデニンジヌクレオチドリン酸（NADPH）からの電子である．「電子を使って酸化反応？」は一見矛盾しているが，NADPH からの電子は酸素原子の還元的「活性化」に使われているのだから，矛盾しない．FMO も NADPH を要求する．

COLUMN

シトクロム P-450 の呼び名の変遷

　肝臓のミクロソーム画分（主に小胞体が含まれる）にジチオナイトなどの還元剤存在下で一酸化炭素を通じると 450 nm に吸収極大を示す色素（pigment）が含まれていることを発見したのは Klingenberg である．このときは，一酸化炭素結合色素（CO-binding pigment）と記述され，特別な名前がつけられていない．この色素の研究を引き継いだ大村恒雄と佐藤 了（図 1.5）は詳細に研究し，この物質がヘムタンパク質であることを証明した．450 nm に吸収極大を示すことから，P-450 と，「仮に」（佐藤先生談）命名した．その後，米国の研究者がこのヘムタンパク質がシトクロム（cytochrome）であることから，「勝手に」cytochrome をつけて，cytochrome P450 と呼ぶようになった（佐藤先生談）．さらにその後，シトクロム P-450 にはさまざまな分

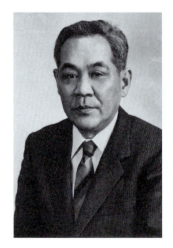

図 1.5　ありし日の佐藤 了先生

子種があることが，遺伝子解析によって証明され，それぞれの分子種を区別するために国際命名委員会が設立され，cytochrome P-450 の省略名として **CYP**（シップまたはシーワイピー．マウスの場合は小文字で cyp）と呼ぶことになった．日本語では当初はチトクローム P-450 と呼ばれたが，cytochrome の呼び名としてシトクロムが使われるようになり，現在ではシトクロム P-450 と呼ばれるようになってきた．また，P と 450 の間にハイフンを入れたり入れなかったりしているが，特に意味はない．薬剤師国家試験ではチトクローム P450 やシトクロム P-450 など統一されずに出題されてきたが，日本薬学会「薬学教育モデル・コアカリキュラム」（以下，コアカリキュラム，コアカリ）（平成 14 年 8 月）ではシトクロム P-450 と記載されているので，本書ではシトクロム P-450 と統一することにした．

シトクロム P-450 によるくすりのさまざまな代謝反応，たとえば，*N*-脱メチル化反応や *O*-脱メチル化反応などは水酸化反応が初発の反応と考えられている．たとえば，*N*-位にメチル基がついている場合，*N*-位のメチル基の水酸化反応が起こり，生成した *N*-メチロール体が化学的に不安定なために自然にメチロール基が離脱して，結果的に脱メチル化反応が起こるという考え方である．したがって，シトクロム P-450 によってさまざまな代謝反応が起こるが，その最初の反応は水酸化反応と考えた方がよい．

第二相反応は抱合反応で，グルクロン酸や硫酸などをくすりやその代謝物に結合させる代謝反応である．この抱合反応はやや複雑なメカニズムで起こる．その理由は，くすりにグルクロン酸や硫酸などを結合させるために，グルクロン酸や硫酸をあらかじめ活性化しておかなくてはならないからである．そのために，抱合反応には抱合反応に直接関わる酵素だけでなく，さまざまな他の酵素が関与している．グルクロン酸や硫酸が結合した「くすりの抱合体」は，元のくすりよりも大幅に極性が高くなり，水に溶けやすくなる．

腸管に存在する細菌による薬物代謝のことを**第三相反応**と呼ぶのが一般的であったが，腸内細菌による薬物代謝反応は第一相反応と基本的に同じ（還元，加水分解反応）なので，第三相反応と呼ぶのは適当でないという意見がある．そこで，本書では，腸内細菌による薬物代謝反応は第三相反応とは呼ばず，「腸内細菌による薬物代謝」とした．最近になって，さまざまな臓器に存在するトランスポーターによるくすりの運搬過程を第三相反応と呼ぶ人が出てきた．しかし，トランスポーターによるくすりの運搬は薬物代謝「反応」ではないので，この表現も正しくない．

腸管，特に腸管の下部の中は嫌気的なので，酸化反応は起こらず，還元反応や加水分解反応しか起こらないのが特徴である．

1.3.2　薬物代謝に関与する酵素の細胞内での局在性

非経口的に投与したくすりよりも，経口的に服用されたくすりの方がさまざまな代謝過程を経て排泄される．座剤やトローチ剤もそれぞれ直腸壁や口腔粘膜を通過するが，直腸壁や口腔粘膜よりも消化管粘膜の方が薬物代謝に関わる酵素が

多く存在するからである．経口的に服用されたくすりは，小腸粘膜に存在するさまざまな酵素によってまず代謝され，次いで血流に入ると血液中に存在する酵素群によって再び代謝され，さらに肝臓に到達すると肝臓に存在する大量の，しかも数多くの酵素群によって代謝される．

くすりを代謝する主な臓器は肝臓であるから，ここでは肝臓のどこに酵素群が存在するのかについて簡単に述べてみたい．肝臓に運ばれてきたくすりの多くは小胞体（ミクロソーム画分に濃縮）に存在するシトクロム P-450 やグルクロン酸転移酵素によって代謝される．シトクロム P-450 の存在量は普通の酵素に比べて「超」大量といえる．なぜそんなに大量のシトクロム P-450 が存在するのか．これも空想するとおもしろい．生体内物質の場合，特異的な，**基質特異性**の高い特定の酵素があらかじめ準備されており，素早く代謝することができる．一方，くすりは生体内物質ではなく，シトクロム P-450 は多数の外来物質を代謝しなくてはならないので，基質特異性を犠牲にする代わりに，大量に存在して，初めて遭遇する**生体外異物**を代謝しているのであろう．また，シトクロム P-450 が存在する小胞体は肝臓の細胞の中では網目状に張り巡らされているから，くすりの代謝の効率がよいのかもしれない．あるくすりが小胞体のシトクロム P-450 によって水酸化されると考えると，同じ小胞体にはグルクロン酸転移酵素も存在するから，シトクロム P-450 による水酸化→グルクロン酸抱合というふうに連続した反応が起こる．この細胞内局在も効率的といえる．**硫酸転移酵素**や**アセチル転移酵素**などは細胞質に存在する．小胞体で代謝を受けて細胞質に放出された代謝産物が細胞質でアセチル化反応などを受けると想像するとわかりやすい．一方，**アミノ酸抱合酵素**の場合はユニークで，この酵素だけは他の薬物代謝酵素と異なりミトコンドリアに存在する．なぜ，アミノ酸抱合酵素だけがミトコンドリアに存在するのかは謎である．

1.4 薬物代謝の臨床的意義

1.4.1 薬物代謝に関与する酵素の遺伝的多型と個別化医療

米国における 1998 年の調査によれば，1 年間にくすりの副作用で入院した患者数は約 200 万人で，そのうち死亡した患者が約 10 万人であるという．この 10 万人の死亡数は全米の死亡原因の第 4〜6 位を占め，おおむね交通事故による死亡数と同じであるという．このようなくすりによる死亡を 1 人でも少なくするために**薬物療法の個別化**の重要性が叫ばれている．患者一人ひとりの体質に合わせた薬物療法である．患者一人ひとりの体質を見極めてから，くすりの種類やその投与量を決めれば安全で有効な薬物療法が実現できるという考え方である．

それでは，くすりの作用の強さの個人差の原因は何か．これがわかれば，薬物療法の個別化が可能になると期待される．この難問に最初に答えを出したのが，前述の薬物動態（PK：くすりの体内での挙動）の個人差であった．すなわち，くすりの効き方に個体差が大きいことに注目して，くすりの体内動態の個人差が

研究された．最も明確な個人差を示した**デブリソキン**（降圧薬）や**スパルテイン**（子宮収縮薬）や**デキストロメトルファン**（鎮咳薬）の個人差が研究された．研究の結果，これらのくすりは **CYP2D6** によって代謝されることがわかり，しかも，これらのくすりの体内動態の個人差が ***CYP2D6* の遺伝子の変異**（**遺伝子多型**）によって起こることがわかった．現在では，CYP2D6 だけでなく他の分子種のシトクロム P-450 の遺伝子多型もくすりの体内動態を変化させ，その結果，くすりの効き目を変化させることがわかってきている．したがって，今後はシトクロム P-450 などの薬物代謝酵素の遺伝子を調べることによって，くすりの効き目を予測することが可能になる．実際，**イリノテカン塩酸塩**（抗がん薬）の副作用はグルクロン酸転移酵素の遺伝子多型を調べることによってある程度予測できる．**ワルファリン**（抗凝固薬）の効き目も 2～3 種類の酵素の遺伝子多型を調べることでかなり正確に予測することができる．

なお，くすりの作用点における受容体の遺伝子多型も「どのくすりを使うか」について重要な情報を与えるはずであるが，これはまだ研究途上である．厚生労働省医薬食品局より出された医薬品・医療機器等安全性情報第 219 号（平成 17 年（2005 年）11 月）および 235 号（平成 19 年（2007 年）4 月）には，「ファーマコゲノミクスの展望」と題して，薬物代謝酵素の遺伝子多型により薬物の代謝速度が増加あるいは減少し，体内薬物濃度などが変化する場合と，薬物トランスポーターなどの遺伝子多型により薬剤応答性や副作用発現に影響を及ぼす場合が例示され，薬学に限らず，広く医療関係者への情報提供も行われている．

1.4.2　薬物代謝と薬物相互作用

くすりは，1 種類だけが処方されることは，むしろ少ない．患者によっては複数の疾病を併発しているし，ある疾患の治療に限っても主作用を増強したり副作用を軽減したりするために，複数のくすりが処方されることが多い．薬物相互作用とは，あるくすりに他のくすりを併用したときに，あるくすりの効き目が強まったり，弱まったりすることである．薬物相互作用はメカニズムから 2 つに大別される．一つは**薬力学的な相互作用**であり，他の一つは**薬物動態学的な相互作用**である．薬物の作用部位における薬物濃度と薬理効果を定量的に扱う領域は，**薬力学**（pharmacodynamics：**PD**）と呼ばれていることから，薬力学的な相互作用といえる．薬物動態学的な相互作用は薬物動態を決めるくすりの吸収，分布，代謝，排泄の場で起こるものであり，薬力学的な相互作用は主にくすりの作用点で起こるものである．薬理学の概論では「同一の作用点を有する複数のくすりを併用すると**相加的**に薬効が増強し，作用点の異なる複数のくすりを併用すると**相乗的**に薬効が増強する」と定義されているが，これは薬力学的な薬物相互作用に当てはまる．薬力学的な相互作用を期待してくすりを併用したにもかかわらず，薬物動態学的な相互作用が現れることも少なくない．

薬物動態学的な薬物相互作用からみると，くすりがどの酵素によって代謝されるかは重要である．なぜならば，併用されている複数のくすりが同じ酵素で代謝

される場合には，投与されたくすり同士が酵素を競り合って（競合阻害）しまうからである．くすりの多く（約50％）はCYP3A（主にCYP3A4）によって代謝される．同じCYP3Aによって代謝されるくすり同士を併用すると，併用された複数のくすりがCYP3Aを競り合って，片方の代謝が阻害され，阻害されたくすりの血中濃度が上がり，薬効が強く現れる．このような相互作用は珍しくなく，薬剤師がチェックすべき処方の重要なポイントになっている．競合阻害だけでなく，もう少し複雑な酵素阻害の例もある．詳細な例は第2章以降の各論に紹介されるのでご覧いただきたいが，トリアセチルオレアンドマイシンやエリスロマイシンのようなマクロライド系の抗菌薬はCYP3A4によって代謝され，生成した代謝産物がシトクロムP-450に結合して阻害する．この場合，薬物の代謝産物はシトクロムP-450のヘムに結合（配位）したり，タンパク質へ共有結合する．このような阻害は競合阻害ではなく，「非」競合阻害である．一般にこのような阻害を代謝機構依存的阻害（mechanism-based inhibition：MBI）あるいは時間依存的阻害（time-dependent inhibition：TDI）と呼んでいる．このような機構による阻害は競合阻害の場合よりも持続する．

　科学者は，注意深くものごとを観察すれば新しい発見をするといわれている．その実際例としていくつもの臨床例があげられる．てんかんの患者が血栓症を発症したときのことである．てんかんの治療を目的にフェノバルビタールを投与し，血栓の治療にワルファリンも投与した．最初は，ワルファリンはほどよい抗凝固効果を示したが，そのうちに効果が少なくなってきた．そこで医師がワルファリンを増量したところ，うまく血液凝固をコントロールすることができた．その後，患者のてんかんの病状が改善されたので，ワルファリンの投与量はそのままに，フェノバルビタールの投与を中止した．ところが，フェノバルビタールをやめて少し経ったらワルファリンの効きすぎとみられる出血が認められた．あわててワルファリンを減量してことなきを得た．この臨床例から以下のことがわかった．つまり，フェノバルビタールの連続投与によってワルファリン代謝に関わる酵素が誘導（タンパク質をコードするmRNAが増加し，その結果，酵素タンパク質の量を増加させること）され，その結果，ワルファリンの代謝（解毒化）が増強されたため，効果が少なくなったのである．さらにフェノバルビタールの投与をやめたために酵素誘導がなくなり，過量に投与されたワルファリンが効きすぎを起こしたことがわかった．今ではフェノバルビタールはシトクロムP-450，とりわけCYP2BとCYP3Aを誘導することがわかっている．この臨床例では，フェノバルビタールの投与を中止したときにワルファリンの投与量を元の量に減らすべきだったのだが，当時はこのようなフェノバルビタールによってシトクロムP-450が誘導されるという現象は知られていなかった．

　薬物相互作用という言葉は，双方のくすりが体の中に同時に存在して影響を及ぼし合っていることが前提で使われている言葉である．しかし，酵素誘導による薬物相互作用の場合は，酵素誘導を起こした元のくすりはもはや体内に存在しないことが多い．それでも，複数のくすりが関わっているという意味で「薬物相互

作用」と呼んでいる．

1.4.3 胎児と胎盤における薬物代謝

　妊娠中の母親がくすりを服用すると，くすりは胎盤を通過して容易に胎児に到達する．昔は，胎盤は胎児が異物に暴露されないように防御機構として働くと考えられていたが，分析技術の進歩により，考え方がガラリと変わり，多くのくすりが胎盤を容易に通過して胎児にまで到達することがわかってきた．

　薬物代謝に関わる酵素は胎盤にも胎児にも存在する．ヒトの胎児には，成人のレベルほどではないものの，さまざまな酵素が存在する．ヒト以外の動物の胎児には存在しないか，存在してもきわめて少ない．ヒトの薬物代謝酵素の中でも，**CYP3A7** は**ヒトの胎児に特異的**に存在している酵素であり，その性質は成人の肝に存在する CYP3A4（胎児には存在しない）に似ている．興味あることには，ヒトの胎児に存在する CYP3A7 に対応するシトクロム P-450 は動物の胎児には検出されない．なぜ，ヒトの胎児にだけこのような酵素が存在するのかも謎である．

　胎児や胎盤に存在する酵素は，くすりの代謝だけでなく，毒性物質の代謝的な活性化にも関わっている．一例として，妊娠中の母親が喫煙すると，その母親の胎盤ではたばこの煙の成分が代謝的に活性化され，胎児の体重に影響を及ぼし，出生児の体重は軽い．

　ヒトの胎児に発現している CYP3A7 は出生後 1 年以内に急速に消失し，代わって CYP3A4 が発現する．CYP3A4 以外にも多くの種類の薬物代謝酵素は出生後に増える．

　新生児黄疸は，新生児では**ビリルビン**の**グルクロン酸抱合**を触媒するグルクロン酸転移酵素が未発達で，ビリルビンのグルクロン酸抱合が不十分なために起こる．成人ではビリルビンはグルクロン酸抱合されてから胆汁中に排泄される．新生児ではグルクロン酸抱合が起こらないために，血中のビリルビン濃度が高くなり，新生児黄疸が発症する．黄疸患者の皮膚の色が黄色っぽいのはビリルビンの黄色のためである．グルクロン酸転移酵素は成長とともに十分量が発現するので，新生児期の黄疸は成長とともに消失する．黄疸が重症にならないために，新生児に紫外線を照射してビリルビンを分解したり，**グルクロン酸転移酵素を誘導**するためにフェノバルビタールを少量投与することもある．

1.4.4 加齢と薬物代謝

　グルクロン酸抱合酵素だけでなく，他の酵素も出生後に急速に増える．その増加はおおむね 20 歳代でピークになり，その後，老化とともに緩やかに減少する．しかし，その減少の速さは酵素の種類によって異なるので，加齢による影響はくすりの種類によって一様ではない．

1.4.5 疾患時における薬物代謝

薬物代謝に関連した酵素群は主に肝臓に存在するから，**肝疾患**の影響は大きいと予想するかもしれないが，事実はそうでもない．多くの臨床研究から肝疾患の影響は思ったより小さいことがわかっている．これは肝疾患時には**アルブミンの合成**が少なくなり（アルブミンは肝臓で合成される），血中のアルブミンが減少し，通常だったらアルブミンに結合して血液中に存在するはずのくすりが遊離体で存在して肝細胞内に高濃度に入るため，代謝が見かけ上，亢進しているためである．

同じように，**腎疾患**時にもアルブミンが大量に尿中に排泄されるので，血中のアルブミンの濃度が低くなり，肝疾患時と同じように代謝が見かけ上，亢進する．

発熱時には薬物代謝能が低下する．人工的に発熱物質を投与すると，発熱に伴って薬物動態が変化することがわかる．循環器障害は血流速度を変化させるから，薬物代謝にも変化を与える．ほかに栄養障害でも薬物代謝能が変化するが，その程度は大きくない．

1.5 薬物代謝と毒性学

1.5.1 解毒と代謝的活性化

多くのくすりや化学物質はシトクロム P-450 やその他の酵素によって解毒的な代謝を受ける．したがって，昔は薬物代謝イコール**解毒**と考えられていた．実際，イギリスの Williams が書いた薬物代謝に関する名著（1955 年）には，"*Detoxication Mechanism*"（解毒のメカニズム）と書名がつけられたほどである．確かに，薬物代謝反応で生成する代謝産物のほとんどすべては元のくすりよりも薬理活性が低い．

しかし，発がんのメカニズムを研究している研究者によって，発がんは発がん物質と考えられていた化学物質それ自体によって起こるのではなく，化学物質が体内で代謝されて生成した代謝産物ががんを起こすことが明らかにされた．すなわち，化学物質が体内で代謝され，生成した代謝産物が不安定で化学的な反応性が高い場合には，その代謝産物は近くに存在するさまざまな生体成分に共有結合して毒性を示すことがわかった．このような代謝産物を**反応中間体**と呼んでいる．反応中間体が DNA と結合すると遺伝情報を狂わせて発がん（化学物質の**がん原性**）や胎児の奇形（化学物質の**催奇形性**）を導く（図 1.6）．

一方，これらの反応中間体がタンパク質に結合すれば，タンパク質と代謝産物の結合物は抗原となって数々の免疫学的な反応を起こす（図 1.7）．くすりの免疫学的な毒性の一つとして，**劇症肝炎**がある．くすりによって起こされる劇症肝炎は動物実験で再現できないことが多く，また，くすりが上市され数千〜数万人の患者に投与されて初めて見つかることが多い．このようなまれな毒性を**特異体質性薬物毒性**（idiosyncratic drug toxicity）と呼び，製薬会社はもとより医療従事者が最も恐れている毒性である．

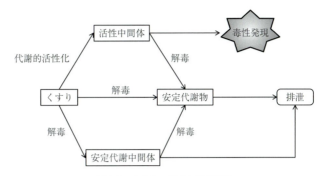

図 1.6 くすりの代謝と毒性発現

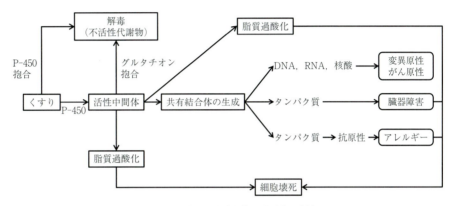

図 1.7 くすりの代謝過程で発現する毒性

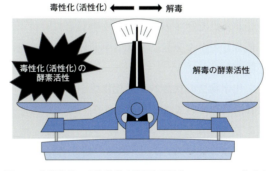

図 1.8 化学物質の毒性発現は解毒と活性化のバランスで決まる

　くすりが体内で代謝されて生じる反応中間体のほとんどは，グルタチオンなどの小さい分子と非酵素的あるいは酵素的に結合したり，グルクロン酸転移酵素によるグルクロン酸抱合などの抱合反応を受けて解毒される．生体内ではシトクロム P-450 などによる化学物質やくすりの活性化と，代謝産物である反応中間体の解毒は同時に起こっており，活性化反応が解毒反応を大きく上回れば毒性が現れ，解毒反応が活性化よりも大きければ毒性が現れないと考えられている．図1.8 のような天秤を想像してみてほしい．活性化と解毒の天秤のどちらが重いかによって毒性の発現が決められる．有名な例として，総合感冒薬に配合される解

熱鎮痛薬のアセトアミノフェンがある．アセトアミノフェンはシトクロム P-450 によって代謝的に活性化され，生成した反応中間体は肝臓のタンパク質に結合して肝毒性を示す．この肝毒性は肝内のグルタチオンの存在量が多ければ発現しない．グルタチオンが枯渇したときに肝毒性が発現する．

1.5.2　発がんと代謝的活性化

がんは遺伝子の病気といわれている．すなわち，何らかの原因によって私たちの遺伝子に傷がつき突然変異を起こすと，それが原因でがんになるのである．

私たちのがんの大部分，おそらく 90% 以上は，食物など環境中に含まれる天然の物質を含めた化学物質によって引き起こされるといわれている．このように化学物質によってがんが引き起こされることを化学発がんと呼んでいる．芳香族アミン類は，染料工場の従業員に高い頻度で膀胱がんが起こったことからその発がん性が見出された．染料工場で使われる化学物質のうち，どれが発がんの原因かが動物実験で調べられ，芳香族アミンが犯人であることが確かめられたのである．このような手法でさまざまな発がん原因物質が発見された．たとえば，たばこの煙からは数々の芳香族アミンだけではなく，多数の多環芳香族炭化水素やニトロソアミンが見出された．食物中にも天然の発がん原因物質が存在するが，加えて加工食品中にも発がん性の物質が生成することが見出された．実際，わが国の研究者によって，タンパク質やアミノ酸などの焼けこげから多くのがん原性ヘテロサイクリックアミンが発見されている．

これらの発がん性をもつ化学物質は，私たちの体内に摂取され，代謝され，化学的に反応性の高い反応中間体が生成され，その反応中間体が遺伝子を損傷して発がん性を示すので，発がん物質とは呼ばず，がん原物質と呼ぶ．直接 DNA と結合してがんを起こす反応中間体は究極の発がん物質であり，究極発がん物質と呼ぶ．

化学物質の代謝的活性化にはシトクロム P-450，エポキシド水解酵素，硫酸転移酵素などさまざまな酵素が関わっている．それでは，私たちの体内にシトクロム P-450 などの酵素が存在しなければ，私たちはがんにならないのだろうか．答えは"yes"らしい．米国の研究者によって樹立された，ある種のシトクロム P-450 の遺伝子をノックアウトしたマウスに特定のがん原物質を投与しても，そのマウスは発がんしなかった．また，CYP2A6 はたばこの煙の中に含まれるニコチン由来のニトロソアミン（たばこの葉を乾燥させる過程で生じる）を代謝的に活性化するが，遺伝的に CYP2A6 を欠損している喫煙者では明らかに肺がんのリスクが低い．

1.5.3　標的臓器

中枢作用薬がなぜ脳にだけ作用するのかは不思議だと思える．しかし，これは受容体が臓器特異的に局在しているからという事実で，ある程度説明できるかもしれない．しかし，ある毒性物質を投与したときに，なぜ臓器に特異的に毒性を

示すのかは不思議中の不思議に思える．がん原物質を例にとって考えてみる．がん原物質は大気中に存在している場合には吸気から，接触した場合には皮膚から，食物中に含まれている場合には消化管から吸収される．このような経路で体内に取り込まれたがん原物質は血流にのって広く体全体に分布し，体全体にがんを起こしてもよいではないかと思われるが，必ずしもそうではない．吸収された場所（肺，皮膚，それに消化管など）では高濃度に暴露されたはずだから，その部位に優先的にがんを起こしてもよいのだが，必ずしもそうではなく，他の特定の臓器に毒性が現れることがある．このような毒性を現す臓器のことを**標的臓器**と呼んでいる．この臓器特異的な毒性発現は今のところ，① 毒性物質がその臓器に特異的に集まって蓄積して毒性を示す，② その毒性物質がその臓器に特異的に発現している活性化酵素によって代謝的に活性化され，生成した反応中間体が毒性を示す，というような考え方で説明されている．また，毒性物質の物理化学的な性質（脂溶性など）にも左右されると考えられている．

1.5.4 トキシコキネティックス

くすりの体内動態はくすりの効果を決める重要な因子であり，体内動態のさまざまな指標，たとえば**最高血中濃度** $C_{\max}$ や**生物学的半減期** $t_{1/2}$，それにくすりの**血中濃度-時間曲線下面積**（area under the concentration-time curve：**AUC**）は，治療薬によっては実際に臨床でも調べられることがある．「くすりの**体内動態（ファーマコキネティックス）**と薬効」を「くすりの体内動態と毒性」に読み替えたものが**トキシコキネティックス**（toxicokinetics）である．わかりやすく説明し直せば，睡眠薬の血中濃度がある濃度以上になると睡眠作用が現れるが，その同じくすりの血中濃度がある濃度以上になると毒性（呼吸抑制など）が現れるので，そのくすりの体内動態を毒性の面から解析しようとするものである．睡眠薬の作用点の感受性には種差が少ないと考えられている．それと同じように，毒性を現すくすりの濃度にも種差は少ないと考えられている．そのため，実験動物を使ってトキシコキネティックスを調べれば，ヒトの毒性をある程度予測できるという考え方である．現在は新しいくすりの開発には，ファーマコキネティックスだけでなく，トキシコキネティックスのデータも求められている．

1.5.5 化学物質の毒性を予測する代替試験法

化学物質の毒性，それもがん原性や催奇形性などの毒性をヒトを使って調べるのは不可能である．また，実験動物に新しいくすりを投与して，そのがん原性を調べるにも，長期に動物に投与して調べねばならず，労力や時間がかかり，また経費もかかる．そこで，実験動物に化学物質を投与せずに簡易な方法で新薬候補化合物が遺伝子損傷を起こすかどうかを指標として調べる方法が開発されている．細菌などの遺伝子損傷や突然変異を指標として調べる方法があり，**変異原性試験**と呼ばれている（図 1.9）．遺伝毒性（がん原性，催奇形性など）の予測法として最も知られている方法は**エームス法**（**エームス試験**：Ames test）であ

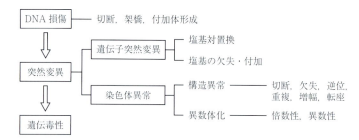

図 1.9　遺伝毒性のきっかけとなる要因

り，化学物質の遺伝毒性の有無を調べる方法として最も広く使われている．この方法はヒスチジンを合成できないサルモネラ菌（ネズミチフス菌）の変異株を用いるものである．それ自体あるいは代謝産物が遺伝子を損傷するような化学物質をこのサルモネラ菌に暴露すると，再度突然変異が誘発され，その一部は自分でヒスチジンを合成できるようになる．このような突然変異を，サルモネラ菌が本来もっていた性質に戻す変異であることから，復帰突然変異と呼ぶ．遺伝毒性を示す多くの化学物質も，代謝されて生ずる反応性の中間代謝産物が遺伝毒性を示すので，アッセイ系には化学物質を代謝的に活性化する酵素系を添加することが多い．エームス法のような簡便な毒性予測法のことを代替法または代替試験法と呼ぶ．化学物質の遺伝毒性を調べるには，エームス法以外にも多数の代替法が開発されている．

　上記のような *in vitro* の代替法では必ずしも *in vivo* の毒性を反映していないという欠点がある．そこで，実験動物を用いた新しい毒性予測法が開発されている．一例として，化学物質のがん原性を予測するために発がん遺伝子を導入したトランスジェニックマウス，発がん抑制遺伝子をノックアウトしたマウスなどがある．

（鎌滝哲也・山崎浩史）

1.6　過去の国家試験出題例

【問 1】　化学物質による発癌に関する以下の記述の正誤とその理由を述べよ．
1) 硫酸抱合酵素などの第Ⅱ相酵素は，癌原物質の代謝的活性化にも関与する．（国試 83 回，問 99）
2) ベンゾ[a]ピレンの発がん性の本体は，エポキシドである．（国試 87 回，問 97）
3) ジメチルニトロソアミンは，DNA をアルキル化する直接発がん物質である．（国試 87 回，問 97）
4) ソテツに含まれるサイカシンは，体内の β-グルコシダーゼで加水分解され DNA を修飾する．（国試 91 回，問 81）

【問 2】　発がん性物質の代謝的活性化機構に関する以下の記述の正誤とその理由を述べよ．
1) アフラトキシン B_1 は，シトクロム P450 が触媒するエポキシ化により代

謝的活性化される．（国試 86 回，問 93）
2) 加熱食品に見いだされるヘテロサイクリックアミンは，N-水酸化反応とそれに続く O-アシル化反応によって代謝活性化される．（国試 87 回，問 97）
3) 2-アミノフルオレンは，ニトレニウムイオンに変換されて発がん性を示す．（国試 88 回，問 92）
4) ジメチルニトロソアミンは，シトクロム P450 で代謝的に活性化され，発癌性を示す．（国試 92 回，問 83）
5) ジメチルニトロソアミンは，生体内でメチルカチオンに変換され，DNA と結合する．（国試 95 回，問 72）
6) ベンゾ[a]ピレンは，主に CYP2D6 によって代謝的活性化を受ける．（国試 95 回，問 83）

【問 3】 発がんのプロモーターに関する以下の記述の正誤とその理由を述べよ．
1) クロトン油成分中の 12-O-テトラデカノイルホルボール 13-アセテート（TPA）は肝がんのプロモーターである．（国試 93 回，問 94）
2) フェノバルビタールには肝がんのプロモーション作用がある．（国試 97 回，問 132 改変）
3) 食塩は，胃がんのプロモーターである．（国試 93 回，問 94）
4) 胆汁酸は，大腸がんのプロモーターである．（国試 93 回，問 94）
5) ナイトロジェンマスタードには，胃がんのプロモーション作用がある．（国試 97 回，問 132 改変）

【問 4】 化学物質（左）とその毒性発現における主な標的臓器・組織（右）との対応に関する以下の記述の正誤とその理由を述べよ．
1) アスベスト　　　　肝臓　　　　　　　（国試 95 回，問 84）
2) 硫化水素　　　　　神経系　　　　　　（国試 95 回，問 84）
3) 四塩化炭素　　　　肺　　　　　　　　（国試 95 回，問 84）
4) ベンゼン　　　　　血液・造血器系　　（国試 95 回，問 84）
5) アフラトキシン B_1　肝臓　　　　　　　（国試 95 回，問 71）
6) パツリン　　　　　肺　　　　　　　　（国試 95 回，問 71）

【問 5】 化学物質の毒性発現機構に関する以下の記述の正誤とその理由を述べよ．
1) アセトアミノフェンの肝毒性は，肝内のグルタチオン濃度が高いときに強く現れる．（国試 83 回，問 99）
2) フェニトロチオンは，硫黄原子の脱離と酸化により代謝的活性化される．（国試 86 回，問 93）
3) 四塩化炭素の毒性は，ラジカルの生成を介して発現する．（国試 88 回，問 95）
4) アニリンの代謝で生じるフェニルヒドロキシルアミンは，メトヘモグロビン血症の原因となる．（国試 88 回，問 95）

5) カルバリル（カルバメート系農薬）は，アセチルコリンの分解を促進する．（国試 88 回，問 95）
6) グルタチオン S-トランスフェラーゼは，異物代謝において，メルカプツール酸生成に関与する．（国試 97 回，問 20 改変）
7) トルエン暴露により尿中の馬尿酸濃度が上昇する．（国試 97 回，問 131 改変）

【問 6】 Ames 試験に関する以下の記述の正誤とその理由を述べよ．
1) 突然変異は，コロニー数の計測によって調べる．（国試 85 回，問 95）
2) 発癌プロモーターのスクリーニング法である．（国試 95 回，問 82）
3) ヒスチジン要求性のネズミチフス菌を用いて，その復帰突然変異を検出する．（国試 95 回，問 82）
4) ラットの肝ホモジネートの 9,000×g 上清画分に補酵素を加えた S9 mix は，被験化合物を代謝活性化するために用いられる．（国試 95 回，問 82）

解答例

【問 1】
1) 正．2) 正．3) 誤．ジメチルニトロソアミンは，シトクロム P-450 で代謝活性化された後，メチルジアゾヒドロキシドを経て，DNA をメチル化する二次発がん性物質である．4) 正．

【問 2】
1) 正．2) 正．3) 正．4) 正．5) 正．6) 誤．ベンゾ[a]ピレンは，主に CYP1A1 によって代謝的活性化を受ける．

【問 3】
1) 誤．クロトン油の成分 TPA は，皮膚がんのプロモーターである．2) 正．3) 正．4) 正．5) 誤．ナイトロジェンマスタードは，一次発がん性物質である．

【問 4】
1) 誤．アスベスト　肺，中皮腫などが起こる．2) 正．3) 誤．P-450 により活性化され，肝障害を引き起こす．4) 正．5) 正．6) 誤．腎障害を引き起こす．

【問 5】
1) 誤．アセトアミノフェンは，シトクロム P-450 による酸化を受け活性代謝物となるが，グルタチオン抱合により解毒される．肝内のグルタチオン濃度が低い場合には解毒反応が進行せず，肝毒性が現れることがある．2) 正．3) 正．4) 正．5) 誤．カルバメート系農薬であるカルバリルは，アセチルコリンエステラーゼをカルバモイル化することにより可逆的に阻害し，アセチルコリンの分解を阻害する．6) 正．7) 正．

【問 6】
1) 正．2) 誤．エームス試験は DNA に変化を起こす発がんイニシエーターのスクリーニング法である．3) 正．4) 正．

（山崎浩史・小澤正吾）

2. 薬物動態の基礎

▶▶この章のポイントと目標

　第2章では，薬物の体内動態，すなわち吸収，分布代謝，排泄の中でも代謝を中心とし，以下に述べる5項目に従い，薬物代謝反応とその反応に関わる酵素に関して基礎的な知識を習得することを目標としている．

　① 代表的な薬物代謝酵素を列挙し，その代謝反応が起こる組織ならびに細胞内小器官，反応様式について説明できる．（コアカリ E4-1【④代謝】1）
　② 薬物代謝の第Ⅰ相反応（酸化・還元・加水分解），第Ⅱ相反応（抱合）について，例を挙げて説明できる．（コアカリ E4-1【④代謝】2）
　③ 代表的な薬物代謝酵素（分子種）により代謝される薬物を列挙できる．（コアカリ E4-1【④代謝】3）
　④ プロドラッグと活性代謝物について，例を挙げて説明できる．（コアカリ E4-1【④代謝】4）
　⑤ 薬物代謝酵素の阻害および誘導のメカニズムと，それらに関連して起こる相互作用について，例を挙げ，説明できる．（コアカリ E4-1【④代謝】5）

　具体的な学習ポイントは，くすりが生体内で酵素によって化学的に構造が変換される「薬物代謝」を理解することにある．さまざまなくすりの生体内での化学構造の変化を，酸化・還元と加水分解からなる第一相反応，および生体内の小分子とくすりを結合（抱合）させる第二相反応，ならびに腸内細菌による薬物代謝に分けて理解する．このうち第一相および第二相反応により，生体にとって異物である脂溶性の高いくすりは極性化され，水溶性が増すことにより腎臓での再吸収が少なくなり，くすりは体外に排泄されやすくなる．

　さらに，それらの代謝反応に関わるシトクロム P-450 などの薬物代謝酵素の存在する部位と特徴を理解する．一般に薬物代謝によって，くすりとしての作用を失った代謝物へ変換（解毒）されることが多いが，代謝を受けた後にくすりの効き目や毒性を発揮（代謝的活性化）するくすりも存在する．薬物代謝を受けた後のくすりなどの効き目や毒性，発がん性など，酵素によるくすりなどの解毒と代謝的活性化が要点である．これらの代謝反応が行われる部位は，主に肝臓であるが，肺，腎，あるいは小腸など肝以外の臓器でも薬物代謝反応は進行する（図2.1）．

　さらに関連分野の基礎知識として，くすりが経口的に投与された場合，消化管から吸収され，門脈を経て，肝臓での代謝（初回通過効果）をまぬがれた後に，循環血を介して全身に移行する過程で，肝において代謝的に消失する，いわゆる全身クリアランス（全身から消失すること）における肝クリアランス（肝から消失すること）の位置づけについても説明できることを目指している．

　くすりは口からのむ経口投与だけでなく，静脈内注射，筋肉内注射，皮下注射，直腸下部投与など様々な経路で投与される．くすりは血流に乗って体内のさまざまな組織・臓器に運ばれて効果を現す．くすりは，その効果を発揮したあとも長時間体内にとどまることは好ましくないので，尿中や糞便中に排泄されなければならない．くすりの性質によるが，多くのくすりが主に肝臓で代謝を

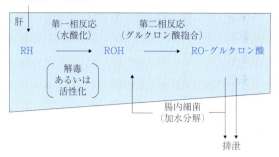

図 2.1 肝でのくすりの酸化と抱合による解毒あるいは代謝的活性化

受け水溶性を高めて排泄される．このために本章では代謝の過程について深く学ぶことを目標としている．その代謝により，くすりは代謝物として尿中に排泄される一方，ほとんど代謝を受けることなく尿中に排泄されるくすりもある．このため，尿中排泄の機構を学ぶことも重要であり，本章で概説されている．

章末には，第 2 章の学習に直結した薬剤師国家試験の代表的な出題例を示している．以下はその一部の例である．

1) 第 I 相反応では，酸化，還元，加水分解により官能基が導入あるいは生成される．（国試 92 回）
2) シトクロム P450 のうち，ヒトにおける肝臓内存在量が最も多いものは CYP3A4 である．（国試 92 回）
3) コデインは，代謝を受けてモルヒネに変換され，鎮痛作用が増強される．（国試 91 回改変）

（山崎浩史）

2.1 くすりの体内動態と薬物代謝

▷▷この節のポイントと目標

ここでは，以下に述べる 6 項目に従い，くすりの体内動態における薬物代謝の役割について，全般的な基礎知識を習得することを目標としている．すなわち，① くすりの体内動態，② 初回通過効果と腸肝循環，③ 薬物動態学における代表的パラメータの一つである全身クリアランス，肝クリアランスと肝固有クリアランス，④ くすりの分布，⑤ くすりの運命の非線形性とその問題点，⑥ くすりの排泄などを学ぶ．これらは，後に述べる代謝を含むくすりの生体内での運命を理解し，くすりとその代謝物を合わせた物質の体内での定量的な動きを説明する基本的知識である．

① くすりの体内動態（吸収，分布，代謝，排泄）と薬効発現の関わりについて概説できる．
② 初回通過効果について説明できる．
③ 組織クリアランス（肝，腎）および肝固有クリアランスについて説明できる．

④ くすりの分布について説明できる.
⑤ 体内動態が非線形性を示す薬物の例を説明できる.
⑥ くすりの排泄について説明できる.

2.1.1 くすりの体内動態と代謝
a. 血液の流れにのったくすりの運命

疾患の薬物療法においては，くすりが投与されて患者の治療が始まる．くすりの**体内動態**の基本は，投与されたくすりの**体内での時間的な濃度変化**である．この場合の体内とは，多くの場合，試料として採取しやすい**血液**のことをいう．血液中のくすりの濃度は，投与後の経過時間に伴いさまざまに変わる．血液中の濃度の変化，すなわち体内動態は，多くの要素によって時々刻々と変化する．体内動態を左右する最も重要な原因が，くすりの構造を変換する生体内反応，すなわち**薬物代謝**である．言い換えれば，薬物代謝は，もともと生体にとって異物であるくすりの形を変えて，体外に排泄し，くすりの血中濃度を下げる重要な手段である．

くすりの体内動態を解析するときに，基本となるのは**血液**である．生体内に取り入れられたくすりは，血流にのって，体内のさまざまな組織・臓器に運ばれる．したがって，**全身循環血**の動きを理解することが重要である．**心臓**から拍出された血液は，いったん肺循環を通り血球に酸素が取り入れられ心臓に戻る．次いで，図 2.2 のように，心臓から動脈血として拍出された血液が全身を回る．このような血液の体内循環を明確に理解していないと，どこでくすりが代謝され，どこで排泄されるかわからなくなる．

口から服用されたくすりの運命を辿ってみよう．図 2.2 に示すように，くすりは，小腸の細胞を通過し（**吸収**され），血流にのり，**門脈**を経て**肝臓**を通り，心臓へ行き，すべての臓器（くすりの特徴により部位差がある）へ運ばれ（**分布**），効果を現す．この分布をするときに，同時に腎臓にも行き，くすりの一部は糸球

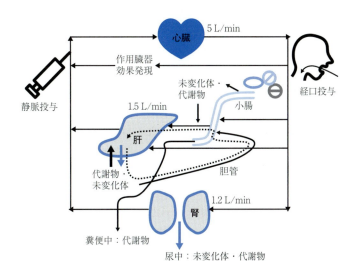

図 2.2 くすりの体内動態と薬物代謝（数値は血流速度）

体で濾過され，尿中へ排泄される．

くすりの種類によって多少の量的な違いはあるものの，くすりの一部は小腸粘膜の細胞に存在する薬物代謝酵素により構造が変換（代謝）される．小腸における代謝をまぬがれたくすりは小腸の毛細血管に入り，血液にのって肝臓へ運ばれ，肝細胞の小胞体膜や細胞質などに局在する種々の薬物代謝酵素により構造が変換（代謝）される．さらに一部のくすりは，肝臓の酵素による代謝をまぬがれ，血流にのって心臓へ行き，全身循環血を介してすべての臓器へ運ばれ（分布），最終的にくすりの一部とその代謝物が尿中へ排泄される．肝臓において代謝を受けた代謝物の一部は胆管を通して胆汁中に排泄（胆汁排泄）され，最終的に糞便中へ排泄される．

くすりは多かれ少なかれ血液中に存在するアルブミンなどのタンパク質（血漿タンパク質）と結合している．注意すべきことは，血漿タンパク質と結合していないくすり（遊離型のくすり，解離型ともいう）のみが細胞を通り抜けることができ，標的臓器で受容体と結合して薬効を発揮することができることである．血漿タンパク質と結合したくすりは，そのまま心臓へ戻ってくる．このようなくすりの体内での動きを理解すると，体内で起こる薬物代謝の役割が想像できるであろう．

b. くすりの体内動態の定義

くすりの体内動態（吸収，分布，代謝，排泄：ADME）をもう一度まとめてみよう．吸収とは，くすりが生体の外から細胞膜を透過し全身循環血中に入ることである．その程度はくすりの性質（脂溶性，分子形，溶解度），血液の流れの速さ（血流）に依存する．さらにくすりは小腸の粘膜細胞に存在する薬物代謝酵素による分解や薬物輸送体（トランスポーター）による取り込みや汲み出しにより，その吸収量が大きく影響される．

分布とは，くすりが血流にのって全身へ運ばれて臓器や組織中へ到達することである．くすりが目的の臓器，組織中の作用部位へ行き，薬物受容体（レセプター）などと結合した場合に効果を現す．

代謝とは，薬物代謝酵素によりくすりの構造が変化することである．くすりによっては肝臓においてグルクロン酸などと結合し，水溶性を高めて血液に戻し，胆汁中へ排泄させる．代謝については，本書の主題であり，さまざまな角度から述べられているため，ここでは簡単な説明にとどめる．

排泄とは，くすりが尿や糞便などを介して，体外に排出されることである．血液中の水溶性が高いくすりまたはその代謝物は，腎の糸球体濾過や尿細管分泌により血液中から尿中へ移行し，体外へ排泄される．肝臓においては，くすりあるいはその代謝物が胆汁中に移行し，最終的に消化管から糞便中へ排泄される．

2.1.2 くすりの吸収，初回通過効果と腸肝循環

a. バイオアベイラビリティ

口から服用された脂溶性のくすりは，一般にその濃度勾配に従い，高濃度の消化管側の細胞膜を通過し，低濃度すなわち生体側に移行する．こうして小腸粘膜

の細胞に吸収されたくすりは，細胞内の薬物代謝酵素にめぐりあうことになる．そこで一部は代謝されて活性のなくなるくすりもある．他の一部はそのまま毛細血管から門脈を通って，肝臓へ運ばれる．これらは肝細胞中の小胞体膜や細胞質などに存在する種々の薬物代謝酵素により代謝を受ける．代謝されたものは循環血中へ回り腎臓から尿中に排泄されるか，あるいは胆汁を介して糞便中へ排泄される．このように，くすりが全身循環血中へ入る前に小腸粘膜や肝臓で代謝を受けることを，初回通過効果を受けるという．

くすりの量 D と実際に循環血中に移行したくすりの総量 X の関係から，バイオアベイラビリティ F を定義できる．

$$D \times F = X \tag{1}$$

くすりが全身循環血中に入る割合を数式で分けて記述すると，式 (2) となる．

$$F = F_a \times F_g \times F_h \tag{2}$$

ただし，F_a：消化管吸収率，F_g：小腸で初回通過効果をまぬがれた割合，F_h：肝臓で初回通過効果をまぬがれた割合．F は全部吸収される場合を 1 として，0〜1 の範囲となる．ここで，$1-F_g$ は小腸において，$1-F_h$ は肝において，くすりが初回通過効果で失われた（抽出されたという）割合となる．

b. 初回通過効果とくすりの投与経路

代謝を受けやすいくすりは，初回通過効果が大きいため，投与経路によって患者への投与量が異なる．たとえば，モルヒネの経口投与量は，初回通過効果のため，直接全身循環血中に投与する静脈内投与に比較し，2 倍程度多くの投与量が必要とされている．肝臓のさまざまな状態により，上で述べた初回通過効果の程度が異なる．このことから，全身循環血中へのくすりの到達量（暴露量）が異なるので，くすりの効果に変動を与えることになる．これが，初回通過効果の臨床的な注意点といえる．

初回通過効果を大きく受けるくすりは，併用するくすりにより効果が異なることがある．これはくすりが代謝酵素を競合的に奪い合い，併用されるくすりにより代謝される割合が変わるためである．例えば，カルシウム拮抗薬とグレープフルーツジュースの飲み合わせは，小腸においてジュースの成分がくすりの代謝を阻害するため，通常よりも多くのカルシウム拮抗薬が生体側に吸収され，血中のくすりの濃度が上昇する．

c. 受動拡散と能動輸送

くすりが体内に入り移動するには生体膜を透過しなければならない．生体膜は脂質二重層からなり，脂溶性（疎水性）のくすりは透過し，水溶性（極性）のくすりは透過しにくい．一方，水溶性のくすりは膜に存在する輸送担体（トランスポーター）により取り込まれたり，排出されたりする．これらの生体膜透過は受動拡散（単純拡散）と能動輸送に分かれる．

受動拡散の特徴は，透過速度が濃度勾配に比例し，透過率は広い濃度範囲で一

定となり，複数のくすりが共存してもそれぞれ単独の場合と同じ透過率を示し，ATPを必要としない．くすりの濃度勾配差はフィックの法則で説明される．受動拡散の透過速度は，同じ分子量であれば脂溶性が高いほど高く，脂溶性が同じであれば分子量の小さいくすりほど高くなる．一般にくすりは弱電解質のため，脂溶性の非イオン形分子が膜透過し，水溶性のイオン形分子は膜を透過しにくい．この電解質の解離は，吸収部位のpHによるため，pH分配仮説に従いヘンダーソン・ハッセルバルヒの式により説明される．ATPを必要としない受動拡散に促進拡散がある．促進拡散は輸送担体介在型輸送で，輸送に**飽和現象**がみられる．

能動輸送は濃度勾配に逆らって輸送され，ATPが必要で，類似のくすりの輸送は競合的に阻害され，輸送速度に飽和が観察される．その輸送には輸送担体が介在し，輸送速度はミカエリス・メンテン式により説明される．能動輸送は**一次性能動輸送**と**二次性能動輸送**に分かれる．一次性能動輸送は，ATPを直接利用して輸送され，P糖タンパク質（MDR1），有機アニオン輸送担体（MRP1，MRP2）が知られ，細胞内からくすりのくみ出しなどをしている．二次性能動輸送は，一次性能動輸送によって生じたイオン勾配を駆動力として，イオンと輸送されるくすりが同じ方向へ移動する共輸送と反対方向へ移動する交換輸送がある．共輸送としてNa^+/グルコース共輸送担体（SGLT1），H^+/オリゴペプチド輸送担体（PEPT1，PEPT2），H^+/モノカルボン酸輸送担体（MCT1）などがあり，交換輸送としてジカルボン酸/有機アニオン輸送担体（OAT1）がある．

d. 腸肝循環

肝臓で代謝されたくすりのグルクロン酸抱合体などの代謝物の一部は胆汁中へ移行する．胆汁中に排泄された代謝物が腸管下部において腸内細菌によって加水分解を受け，抱合基が外れ，元のくすりに戻り，再吸収される．このように胆汁を介していったん消化管側に排泄されたくすりが再度小腸から再吸収されるプロセスを**腸肝循環**という．図2.2中の点線に示したように，くすりは小腸と肝臓の間をぐるぐる回る．すなわち，① 代謝されないくすりの場合は，小腸→門脈→肝臓→胆管→胆汁→小腸→再吸収→門脈，と循環する．一方，② 代謝されるくすりの場合は，小腸→門脈→肝臓→代謝物→胆管→胆汁→小腸→小腸および大腸の中の細菌による抱合体の切断→くすりの再生→くすりの再吸収→門脈，と循環する．循環することでくすりの全身循環血中に存在する時間が長くなる．

腸肝循環されるくすりとしては，**インドメタシン**（**解熱鎮痛薬**），**モルヒネ**（**中枢鎮痛薬**），**ジゴキシン**（**強心薬**）などがある．腸肝循環の程度は肝臓の機能としての胆汁排泄が正常であるか，薬物代謝酵素の量が正常であるか，胆汁排泄のトランスポーター（P-糖タンパク質など）の機能が正常であるかなどの因子で左右される．さらに他のくすりによって代謝が競合的に阻害されていないか，腸内細菌の状態は正常か，なども腸肝循環の変動因子と考えられる．

（松本宜明）

2.1.3 くすりの分布

a. くすりの生体内分布

生体内に投与され，循環血中に到達したくすりは体内を巡り，臓器・組織へと運ばれていく．各組織に達したくすりは，毛細血管壁を透過し，組織間液を経て組織内へと移行する．これをくすりの**体内分布**といい，この現象は可逆的である．作用部位における薬物濃度は薬効を規定する重要な要因となる一方で，その他の部位においては副作用発現の要因となることもあり，くすりの体内分布は，薬効・毒性の両面に重要な意味をもっている．

組織への分布には，くすりの物理化学的な特性，生化学的要因に加え，生体の生理学的要因が大きくかかわってくる．

医薬品開発においては，その医薬品が，標的部位への分布が大きく，その他の部位への分布が小さければ，より薬効を発揮し副作用が少なくなる．したがって，薬物の分布過程に関する原理を理解することはたいへん重要となってくる．

b. 分布速度

投与されたくすりは血流により各組織に運ばれるため，**血流速度**は**分布速度**を決める重要な因子となる．**肝臓**，**腎臓**，**心臓**などは単位重量あたりの血流量が大きい臓器であり，**分布速度は速く，速やかに平衡状態に到達する**．一方，**皮膚**，**筋肉**，**脂肪組織**，**骨組織**などは単位重量あたりの血流量が小さい臓器であり，**平衡状態に到達するのに時間がかかる**．

c. 分布容積

分布の程度を表す尺度として，**分布容積**があり，「薬物がある血漿中濃度の時の体内に残存する薬物量に等しい薬物量を含む血漿の体積」を表している．ヒトにおける各種体液の体積を図2.3に示す．血漿中や組織中のタンパク質などとほとんど結合せず細胞膜を通過できるくすり（**アンチピリン**，**クレアチニン**）の分布容積は，全体液量（体内総体液量）になる．血漿中や組織中のタンパク質などとほとんど結合せず細胞膜を通過できないくすり（**イヌリン**）の分布容積は細胞

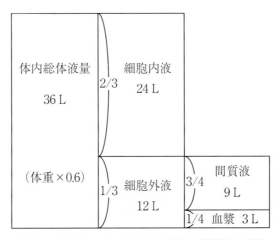

図2.3 体重60 kgのヒトにおける標準的な各種体液の体積

外液量になる．しかし，くすりは，血漿中タンパクと結合したり，薬物トランスポーターによる組織内への能動的輸送により，組織内濃度が高くなっており，アンチピリン，クレアチニン，イヌリンのようなものは特殊な例といえる．

d. 血漿中タンパク質

血漿中タンパク質で最も多くのくすりと結合し，分布に影響を与えるものとしてアルブミンがあげられる．アルブミンは血漿タンパク質の 50～60% を占め，くすりの中でも酸性薬物とよく結合する．アルブミンには，ワルファリンサイト（Site I），ジアゼパムサイト（Site II），ジギトキシンサイト（Site III）の3つのくすりとの結合部位が存在する．同じ結合部位に結合するくすりが併用された場合には薬物間での拮抗阻害が起き，分布容積を変化させる原因となる．α_1-酸性糖タンパク質は血漿タンパク質のわずか 0.2～0.4% を占めるに過ぎないが，塩基性薬物であるリドカイン，プロプラノロール，イミプラミンなどと結合する．高齢者でその比率が高くなっていたり，急性炎症時には 5～50 倍に増加することもあり，分布容積を変動させることとなる．

e. 特定臓器への分布を制限するもの

脳は生命のあらゆる制御を司る重要な臓器である．脳へ必須物質を供給しつつ異物の侵入を防御する機構として血液脳関門と血液脳脊髄液関門が存在する．血液脳関門の脳毛細血管内皮細胞どうしは密着結合タンパク質により他臓器に比較して非常に密に結合しており，細胞間隙通過がほとんどできず，経細胞経路によって脳内に物質が輸送される．したがって，グルコース，アミノ酸，脂肪酸は脳内へ取り込むそれぞれの特異的なトランスポーターによって輸送される．中性アミノ酸を脳内へ輸送するトランスポーターとしてL型アミノ酸輸送体 LAT1 が機能しているが，薬物であるレボドパも脳内に取り込む．一方，脳内から血液中への排泄トランスポーターとして P-糖タンパク質や MRP などの一次性能動輸送担体が発現している．P-糖タンパク質はシクロスポリン，ビンクリスチン，ドキソルビシンなどの脳内移行を厳密に制限している．血液脳脊髄液関門にもトランスポーターが発現し，必須物質の取り込み，異物の排除に機能している．

脳のほかに，胎盤，精巣，網膜にも同様の関門機構が存在し，循環血中から組織への薬物分布を制御している． （成橋和正）

2.1.4 肝クリアランスと肝固有クリアランス

a. 全身クリアランス

クリアランスとは，体内からのくすりの消失速度とくすりの血中濃度を関係づける比例定数，すなわち単位時間あたりにくすりを含む血液のどれくらいの容積からくすりが除去されたかを意味する重要な薬物動態パラメータである．このクリアランス CL という概念の単位は，容積/時間となる．くすりを繰り返し投与すると，生体に入ってくるくすりの量（速度）と出ていく量（速度）が等しくなり，体内に残るくすりの濃度が一定となる．このような定常状態と呼ばれる状態では，

$$投与速度 = 消失速度 = CL \times 血中濃度$$

と考えることができる．たとえば，1日3回，1回8 mg錠剤を経口投与すると，平均投与速度は24 mg/24 h，すなわち1 mg/hの速度となる．

全身クリアランスは，静脈内投与後の循環血中に移行したくすりの総量 X を，時間（横軸）と血中濃度（縦軸）で描いた曲線の下の面積（**血中濃度-時間曲線下面積：AUC**）で割って算出する．急速静脈注射の場合，繰り返し投与する間隔を短くしていくと，いわゆる点滴投与となる．くすりの消失を速度論的に扱うために，くすりの血中濃度が1/2，つまり半減する時間を**半減期**と定義している．半減期は，分布容積が一定の場合，体内からの消失の速さをみる目安となる．

くすりは，主に腎臓から未変化体の排泄と肝臓での代謝の両方の過程で消失していくので，全身クリアランスは，次のように表される．

$$全身クリアランス = 腎クリアランス + 肝クリアランス$$

b. 肝クリアランス

肝におけるクリアランスを考える場合，図2.4のようにくすりが血流により肝に運ばれ，臓器に入っていく濃度と出ていく濃度の差により肝での消失速度が決定される（well stirred model）．組織中のくすりの変化速度は，

（組織中のくすりの量の変化の速度）
　＝（くすりが組織中に入る速度）−（くすりが組織から出る速度）
　　−（くすりが代謝され消失する速度）

となる．定常状態では組織中のくすりの量の変化の速度が0であることから，

（くすりが代謝され消失する速度）
　＝（くすりが組織中に入る速度）−（くすりが組織から出る速度）

となり，肝クリアランス CL_h は，**肝血流速度**（血流）Q_h，くすりの流入濃度 C_{in}，流出濃度 C_{out} を用いて，

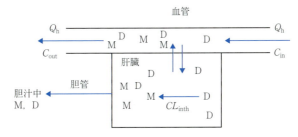

図2.4 肝クリアランスと肝固有クリアランス
D：くすり，M：代謝物，C_{in}：流入濃度，C_{out}：流出濃度，Q_h：肝血流，CL_{inth}：肝固有クリアランス．

$$消失速度 = CL_h \times C_{in} = Q_h \times C_{in} - Q_h \times C_{out} \tag{3}$$

となる.

c. 肝固有クリアランス

図2.4において, くすりの血漿タンパク質非結合率を fu_B とすると, 組織内ではタンパク質と結合していないくすり ($fu_B \times C_{out}$) のみが消失 (代謝) される. そのときのくすりの濃度は出ていく濃度 C_{out} となり, 肝組織のもっている固有のくすりの消失の能力, すなわち肝固有クリアランスを CL_{inth} とすると,

$$消失速度 = CL_h \times C_{in} = CL_{inth} \times fu_B \times C_{out} \tag{4}$$

となる. 式 (3), (4) より,

$$CL_h = (Q_h \times fu_B \times CL_{inth}) / (Q_h + fu_B \times CL_{inth}) \tag{5}$$

と表され, 肝クリアランスは Q_h, fu_B, CL_{inth} の3つの因子により決定される.

d. 肝 抽 出 率

肝クリアランスを説明するもう一つの方法として, 式 (3) より, $CL_h = Q \times ((C_{in} - C_{out})/C_{in}) = Q_h \times E_h$ がある. E_h は肝抽出率 (範囲は0〜1) である. 肝クリアランスは, 臓器へ流れる血流からどの程度くすりを取り去る (抽出) ことができるかの指標である.

肝臓中の酵素により, 多くの場合, 水酸基がついただけでくすりの効果が失われ, くすりではなくなり代謝物となる. これを, くすりをその臓器が取り去ったと考えることになる. 取り去るためには, くすりが臓器へ運ばれなければ取り去ることができないことになるので, 肝クリアランスの最大値は, 抽出率が最大の1のとき, すなわち肝クリアランスは血流と等しくなる. 血流の何%のくすりを取り去ったかを $Q_h \times E_h$ で表すことができ, 血流と抽出率の積が, 肝クリアランスのもう一つの定義となる.

e. 肝代謝の特徴によるくすりの分類

肝クリアランスは肝臓中の酵素の量に左右される. 肝臓に代謝酵素が大量にあり, 十分な代謝能力をもっている場合は, CL_{inth} がいちじるしく大きく, その値が肝臓を流れる Q_h に比べて大きい場合は, 式 (5) は $CL_h = Q_h$ と近似できる. これは, 式 (5) の分母の Q_h は無視できて $fu_B \times CL_{inth}$ のみの値に近似され, 分母と分子の $fu_B \times CL_{inth}$ が消去され, 分子の Q_h のみが残るためである. CL_{inth} が大きいことは, E_h が大きい ($0.7 < E_h$) ことと同じ意味である. この場合は, 肝血流依存性のクリアランスの特徴をもつくすりとなる. すなわち, くすりのクリアランスは肝血流に依存する. 言い換えると, 臨床では肝血流は心拍出量となるので, 心不全の患者や高齢者ではクリアランスが異なってくる. 肝血流が変動因子になる代表的なくすりに, ベラパミル (抗不整脈薬), プロプラノロール (降圧薬), モルヒネなどがある.

一方, 臓器にくすりの代謝酵素が非常に少なく, 十分な代謝能力をもっていな

い場合は，CL_{inth} がいちじるしく小さく，その値が臓器を流れる Q_h に比べ小さい場合は，式（5）は $CL_h = fu_B \times CL_{inth}$ と近似できる．これは，式（5）の分母は，$fu_B \times CL_{inth}$ が無視されて Q_h に近似され，分母と分子の Q_h が消去され，分子の $fu_B \times CL_{inth}$ が残るためである．CL_{inth} が小さいことは，E_h が小さい（$0.3 > E_h$）ことと同じ意味である．この場合は，くすりのクリアランスは fu_B と CL_{inth} に依存する．このことは，くすりを併用した場合の fu_B の変動，肝機能の低下による CL_{inth} の低下を考えておかなければならない．**肝固有クリアランス依存性**でタンパク質結合の大きなくすりに，**フェニトイン**，**バルプロ酸**（以上，抗てんかん薬），**ジアゼパム**（抗不安薬），**トルブタミド**（経口糖尿病薬），**ワルファリン**（抗凝固薬）などがある．肝固有クリアランス依存性でタンパク質結合の小さなくすりに，**テオフィリン**（気管支拡張薬），**フェノバルビタール**（睡眠薬），**アンチピリン**（解熱鎮痛薬）などがある．

2.1.5 くすりの血中濃度の非線形性と問題点

a. 非線形性

一般的なくすりの使い方では，くすりの投与量（横軸）と，時間と血中濃度で描いた曲線の下の面積（**AUC**）（縦軸）は比例している．すなわち，図2.5の破線に示すように両者には直線関係があり，**線形**であるという．しかし，くすりの中には，このくすりの投与量とAUCが直線関係を示さない，**フェニトイン**のようなくすりがある．その理由は，くすりを代謝する酵素機能に限界があり，消失過程が飽和するためである．このように，くすりの投与量とAUCや血中濃度の比例関係がなくなる性質を，**非線形性**を示すという．

一般に，肝臓で代謝を受けて排泄されるくすりにおいて，肝臓の固有の能力の範囲で代謝される場合（クリアランス一定）は，**線形性**（比例）を示す．しかし，くすりの投与量とAUCがある投与量から比例せず，クリアランスがくすりの濃度によって変化する（非線形）場合がある．すなわち，代謝能力以上にくすりが肝臓に流入すると，代謝酵素量あるいは代謝酵素活性が追いつかず，代謝機能全体が飽和する．飽和すると投与量と血中濃度が比例関係ではなくなり，図2.5の実線のように，ある点からAUCが急激に上昇する．

b. ミカエリス・メンテン式

非線形の基本的な説明として，酵素と基質の関係が速度論的に説明されている．代謝速度を縦軸に，濃度を横軸にとってグラフ化すると，図2.6に示すように，くすりの濃度が低いうちは代謝速度と比例するが，くすりの濃度が高くなると代謝許容量をオーバー（飽和）して，くすりの代謝速度は一定となる．

代謝が飽和しているときの状態は**ミカエリス・メンテン式**により，

$$代謝速度 = (V_{max} \times C)/(K_m + C) \tag{6}$$

と表す．ここで，C：濃度（臨床であれば，血漿タンパク質に結合していない遊離薬物の濃度），V_{max}：最大代謝速度，K_m：ミカエリス定数（最大代謝速度を与

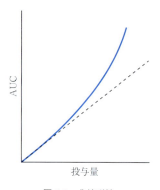

図 2.5 非線形性
AUC：血中濃度-時間曲線下面積．

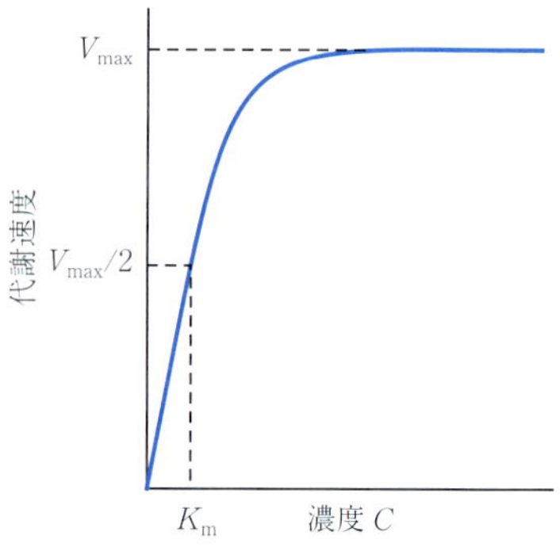

図 2.6 代謝速度と濃度
K_m：ミカエリス定数．

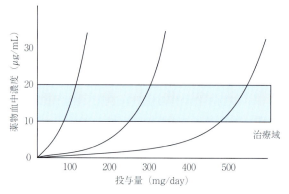

図 2.7 定常状態血中濃度と投与量

える 1/2 の濃度)．

　これは，ある濃度以上になると基質であるくすりが酵素に対して多すぎて代謝できず，代謝速度は飽和し一定となることを示す．くすりの体内での消失を定めるクリアランス CL には次式のように血中濃度が含まれる．

$$CL = V_{max}/(K_m + C) \tag{7}$$

この式では，血中濃度が K_m に比べ小さいとき，クリアランスは一定（V_{max}/K_m）となり，固有クリアランスとなることを示している．

c. 臨床的意義と実際例

　血中濃度が非線形性を示すくすりの問題点は，治療濃度の範囲で非線形な特徴を示す場合である．たとえばフェニトインでは，図 2.7 に示すように，ある領域で，少しだけ投与量を増やすと血中濃度が急激に上昇し，効きすぎや副作用を起こすことである．非線形性を示すくすりでは，患者の血中濃度が変化したとき，くすりの使用を休むか，投与量を減らすべきか，細かく投与計画を練り直す．

　V_{max} と K_m を決定するには，くすりを使って 2 つの定常状態の血中濃度とその投与量による式 (6) の連立方程式から求めることができる．そのときは，タンパク質結合と固有クリアランスの変化を考慮する必要がある．非線形性を示すく

すりとして，**フェニトイン**のほかに，**アプリンジン**（抗不整脈薬），**ゾニサミド**（抗てんかん薬）などがある． **（松本宜明）**

2.1.6 くすりの排泄
a. くすりの排泄機構
体内に投与されたくすりは，未変化体として，あるいは，代謝物として，体外に排泄される．排泄の主要な経路は**腎臓**からの**尿中排泄**と肝臓からの**胆汁中排泄**である．その他に，消化管，唾液中，呼気中，汗，乳汁中への排泄や分泌もあるが，薬物動態的なクリアランスを考える上では寄与は少ない．

b. くすりの尿中排泄機構
腎臓での尿中排泄については，①**糸球体濾過**，②**尿細管分泌**，③**尿細管再吸収**の3つの機構からなり，尿中排泄は，糸球体濾過，尿細管分泌，尿細管再吸収の総和（①+②-③）として示される．

くすりに共通する機構として糸球体濾過がある．糸球体濾過は**限外濾過**であり，糸球体毛細血管の輸入細動脈が輸出細動脈よりも太いことによる上昇血圧によって生じる非選択的な過程であり，この濾液が**原尿**である．くすりを含む低分子物質は濾過されるが，血漿タンパク質などの高分子は濾過されないため，血漿中でタンパク結合しているくすりは濾過されない．すなわち，くすりのタンパク結合率は尿中排泄速度に大きな影響を与える．

正常成人の腎血流量は1000〜1300 mL/min，糸球体濾過を受ける割合は約15〜25％であり，ヘマトクリット値を0.45とすると，**糸球体濾過速度**（glomerular filtration rate：**GFR**）は，およそ100〜120 mL/minとなる．イヌリンは血漿タンパク質との結合がなく，尿細管分泌も再吸収も受けず糸球体濾過によってのみ尿中に排泄されるため，イヌリンの腎排泄速度は糸球体濾過速度となり，腎機能検査に用いられる．クレアチニンも，尿細管分泌も再吸収も受けず糸球体濾過によってのみ尿中に排泄されるが，内因性物質であるため個人差があり，**血清クレアチニン値**などから，**クレアチニンクリアランス**や**推定糸球体濾過速度**（**eGFR**）を算出して腎機能を測る．

尿細管分泌は血液中から尿細管を形成する上皮細胞を経て尿細管側腔内へ排泄される過程で，主に近位尿細管で行われる．血液中の物質の上皮細胞の血管側膜を通過する細胞内への取り込み，続く管腔側膜を通過する尿細管内への排泄の二段階となっており，それぞれに種々のトランスポーターが関与している．トランスポーターはその薬物輸送特性から，弱酸性薬物に働く**有機アニオントランスポーター群**（OAT1，OAT3，MRP2など）と，弱塩基性薬物に働く**有機カチオントランスポーター群**（OCT2，OCTN1，OCT2など）があり，これらは，血中薬物濃度の上昇により輸送効率低下が生じる飽和現象，輸送されるくすりの選択性，類似体による競合阻害，駆動力の存在など，トランスポーターの一般的な特性を兼ね備えている．尿細管分泌を受けるくすりの例を表2.1に挙げた．また，一部の薬物は管腔側膜上のP-糖タンパク質を介して分泌される．主な薬物として，

表 2.1 尿細管のトランスポーターにより認識され尿細管分泌される化合物

有機アニオントランスポーターにより認識される		有機カチオントランスポーターにより認識される	
内因性化合物	薬物・毒物	内因性化合物	薬物・毒物
胆汁酸	パラアミノ馬尿酸	アセチルコリン	アトロピン
ジカルボン酸	アセタゾラミド	コリン	シメチジン
cAMP	アンピシリン	グアニジン	モルヒネ
cGMP	メトトレキサート	モノアミン類	プロカインアミド
尿酸	ペニシリン類		キニジン
プロスタグランジン類	ループ利尿薬		テトラエチルアンモニウム
	非ステロイド性抗炎症薬		メトホルミン
	フェノールスルホンフタレイン		パラコート

ジゴキシン，ベラパミル塩酸塩，キニジン硫酸塩水和物，シクロスポリンがあり，ジゴキシンとベラパミルの併用では，ジゴキシンのP-糖タンパク質を介する尿細管分泌が阻害され，ジゴキシンの血中濃度が上昇することが報告されている．

尿細管再吸収は，糸球体濾過された原尿中の，ブドウ糖，アミノ酸，電解質，ビタミンなど，体内に必要なものを再吸収する．これらは，近位尿細管でのトランスポーターを介した担体輸送によるものや，遠位尿細管での単純拡散によるものである．水も再吸収されるが，電解質の再吸収に伴って行われる．くすりも同様の機構により再吸収されるものがある．トランスポーターによるくすりの再吸収の例として，セファレキシンなどのβ-ラクタムがあり，管腔側膜上のペプチドトランスポーター（PEPT2）が関与している．単純拡散に従う場合は，ヘンダーソン・ハッセルバルヒの式に従い，尿細管管腔内のpHや，くすりのpKaや脂溶性などが因子となる．尿pHが低下すると，弱酸性薬物は非解離型薬物分子の割合が増加し，尿細管再吸収が促進され，尿pHが上昇すればその逆が生じる．

c. くすりの胆汁中排泄機構

まず，血液中のくすりがDisse腔へ移行し単純拡散また能動輸送により肝細胞血管側側底膜を通過して肝細胞内へ取り込まれる．ワルファリンなどはタンパク質仲介輸送と呼ばれる機構によりタンパクと結合したままでも取り込まれると考えられている．肝細胞内では未変化体のまま，あるいは代謝酵素により代謝物となり，胆管管腔側膜を通過して**胆汁中排泄**される（一部は血液中に戻るものもある）．両膜上には非常に多くのトランスポーターが発現し，くすりの排泄に関わっている．

血管側側底膜上の**有機アニオントランスポーター**であるOAT1B1はビリルビンやビリルビン抱合代謝物などの内因性物質，プラバスタチンやβ-ラクタム系抗生物質，ブロモスルホフタレイン，イリノテカンの活性代謝物のSN38などを肝細胞内へ取り込む．**有機カチオントランスポーター**であるOCT1はメトホルミンやテトラエチルアンモニウムなどを肝細胞内へ取り込む．

胆管管腔側膜上の**MRP2**は肝細胞内で抱合反応によって生成したグルタチオン，グルクロン酸，硫酸抱合体，ビリルビンの抱合代謝物，メトトレキサート，プラバスタチン，キノロン系抗菌薬の代謝物を，P-糖タンパク質はキニジン，シクロスポリンなどを胆汁中に排泄する．

（**成橋和正**）

2.2 薬物代謝に関与する酵素系

▷▷この節のポイントと目標

　ここでは，以下に述べる4項目について，薬物代謝に関与する酵素について基礎的な知識を習得することを目標としている．これらの酵素は，くすりの生体内動態を左右する．

　① 代表的な薬物代謝酵素を列挙し，その代謝反応が起こる組織ならびに細胞内小器官，反応様式について説明できる．
　② 薬物代謝の第Ⅰ相反応（酸化・還元・加水分解），第Ⅱ相反応（抱合）について，例を挙げて説明できる．
　③ 代表的な薬物代謝酵素（分子種）により代謝される薬物を列挙できる．
　④ プロドラッグと活性代謝物について，例を挙げて説明できる．

　薬物代謝の主要な反応の一つは酸化反応であり，それらくすりの構造変換を触媒する酵素を薬物代謝酵素と呼ぶ．薬物代謝酵素はくすりの代謝に関わる酵素の総称である．具体的な学習ポイントは，多様なくすりの体内での構造の変化，すなわち，酸化，還元，加水分解からなる第一相反応，および生体内の小分子とくすりを結合（抱合）させる第二相反応，ならびに腸内細菌による代謝の各過程においてさまざまに働く薬物代謝酵素の，① 細胞の中での酵素の局在と特徴，② 酵素反応のしくみ，③ 酵素反応に必要な補酵素など，および ④ それぞれの酵素によって構造を変換される代表的なくすりなどについての理解を深めることである．

　くすりの体内動態を考える上で代謝の及ぼす影響は大きい．服用されたくすりは，小腸粘膜に存在するさまざまな酵素によって代謝され，次いで血流に入り，門脈を通って肝臓に到達すると，肝臓に存在するさまざまな酵素群によって代謝される．肝臓に運ばれてきたくすりの多くは，肝小胞体に存在するシトクロムP-450（以下，P-450）やグルクロン酸転移酵素によって代謝される．肝細胞の小胞体にはP-450とグルクロン酸転移酵素がともに存在するので，P-450による水酸化，引き続きグルクロン酸抱合といった連続した代謝反応が起こりやすい．一方，小胞体で代謝を受けて細胞質に溶け出した代謝産物は，細胞質に存在するグルタチオン転移酵素，硫酸転移酵素やアセチル転移酵素により，グルタチオン抱合，硫酸抱合あるいはアセチル抱合反応などを受ける．一方，アミノ酸抱合酵素は他の薬物代謝酵素と異なりミトコンドリアに存在しており，そこで働く．さらに腸内細菌のもつ酵素も，第一相および第二相反応（抱合反応）に引き続き，くすりやくすりの代謝産物の代謝を行う．腸内細菌の生息する腸管下部は嫌気的なので，酸化反応は起こらず，還元反応や加水分解反応が起こるのが特徴である．

（山崎浩史）

2.2.1　第一相・第二相反応と腸内細菌による代謝
a. くすりの体内動態と代謝

第一相反応には酸化反応，還元反応，加水分解反応が含まれる．酸化反応にはシトクロム P-450（以下，P-450）などが関与している．P-450 による薬物代謝のさまざまな反応，たとえば，N-脱メチル化反応や O-脱メチル化反応などは，水酸化反応がまず先に起こる反応と考えられている．したがって，P-450 によってさまざまな部位の代謝反応が起こるが，その最初の反応は水酸化反応ととらえることができる．

第二相反応は抱合反応で，くすり自体または第一相反応で生成された代謝物が，グルクロン酸，硫酸，グルタチオン，アセチル基，メチル基などと結合する代謝反応である．この抱合反応は，くすりにグルクロン酸や硫酸などを，エネルギーを使って酵素的に結合させるために，抱合反応に直接関わる酵素だけでなく，さまざまな補酵素を供給する酵素群が関与している．グルクロン酸や硫酸が結合したくすりの抱合体は，元のくすりの構造よりもさらに極性が高くなり，水に溶けやすくなる．

くすりの体内動態を考える際に，体内で起こる薬物代謝に引き続いて起こる腸内細菌による薬物代謝も重要である．主な代謝反応は，加水分解反応と還元反応である．体内に吸収されたくすりの多くは主に肝で P-450 などによる極性化反応を受けた後，引き続き抱合反応によってさらに水溶性が高くなる．たとえば，くすりの水酸化体がグルクロン酸抱合を受けると，グルクロン酸（糖酸）の分だけ分子量が増える．分子量の大きな化合物は胆汁に排泄されやすく，その閾値（必要な最小の値）は，ラットで 325，ヒトで 500 とされている．たとえば，モルヒネ（中枢鎮痛薬）のグルクロン酸抱合体（分子量 461）は，ラットでは，胆汁中に排泄されるが，ヒトでは，尿中排泄が主要経路となる（2.2.3 項 a 参照）．胆汁中に排泄されたグルクロン酸抱合体は，腸内細菌の β-グルクロニダーゼによって加水分解を受ける．腸内細菌の酵素はニトロ基やアゾ基の還元代謝反応も触媒する．

服用したくすりの体内動態について順を追って考えてみよう．血流にのって肝臓に運ばれたくすりは，肝臓に存在する酵素によって代謝を受ける．血液から肝臓の細胞に到達するにも，肝臓からくすりやその代謝産物が排出されるときにも，トランスポーター（輸送体）群が関与することがある．トランスポーターはアデノシン三リン酸（ATP）（細胞内エネルギー）を使って濃度勾配に逆らった輸送を可能にしている．トランスポーターによる輸送はくすり自体よりもくすりの抱合体の方が起こりやすい．

胆汁中に排泄されたくすりの代謝産物（たとえば，グルクロン酸抱合体）は胆管を経て小腸に排泄される．腸管下部には私たちの体細胞の数よりも多くの細菌が存在している．これらの腸内細菌はくすりに結合したグルクロン酸を加水分解して切り離す．これによって，抱合体はグルクロン酸と元のくすりになる．加水分解によって再生されたくすりは腸管から吸収され，肝臓に再び運ばれる．このよ

うなくすりの腸管・肝臓の間の往復を，くすりの**腸肝循環**と呼んでいる．腸肝循環の結果，くすりの体内滞留時間が延長され，薬効や毒性の発現に影響を及ぼす．

b. 第一相反応を触媒する酵素群

第一相反応を触媒する酵素の中で最も重要な酵素の一つに**シトクロム P-450**（以下，P-450）と呼ばれる一群の酵素がある．P-450 は主として肝の**小胞体膜**の断片からなる細胞画分（**ミクロソーム画分**：コラム参照）に局在する酵素群である．P-450 はほとんどのくすりの酸化反応に関わっている．**NADPH-P-450 還元酵素**は，ミクロソームに局在する酵素で，フラビンアデニンジヌクレオチド（FAD）とフラビンモノヌクレオチド（FMN）を各 1 分子ずつもつ．P-450 に電子を渡す電子伝達系を構成する重要な酵素である．また NADPH-P-450 還元酵素は，**ニトロ基**や**アゾ基**の還元を触媒することができる．**フラビン含有モノオキシゲナーゼ（フラビン含有一原子酸素添加酵素，FMO**）は，肝，腎および肺などの小胞体の膜に存在する酵素で，FAD を補欠分子としてもつ．第二級・第三級アミン，スルフィド類，チオール類の N-酸化体や S-酸化体の生成反応（**一原子酸素添加反応**）を触媒する．P-450 と同様に，還元型ニコチンアミドアデニンジヌクレオチドリン酸（NADPH）を必要とする．**カルボキシルエステラーゼ**は，主に小胞体膜に存在する酵素で，活性中心にセリン残基を有する**セリン酵素**の仲間である．**プロドラッグ**などのくすりの**エステル結合**や**アミド結合**を効率よく加水分解する薬物代謝酵素として知られている．**エポキシド水解酵素**は主に小胞体膜に存在する酵素と細胞質に存在する酵素の 2 種類のタイプがある．一般に細胞質に存在する酵素が内因性物質のエポキシドの加水分解に関与しているのに対し，小胞体に存在する酵素は外来のくすりやがん原物質の反応性に富むエポキシド中間体の加水分解を触媒する．薬物代謝において解毒的な役割を担っていると考えられていたが，ベンゾ[a]ピレンの究極発がん物質への代謝的活性化の例があるように，現在では活性化酵素としてもその役割が認識されている．

アルコール脱水素酵素は，細胞質に存在する**亜鉛含有酵素群**であり，エタノール代謝において重要な役割を果たす．**モノアミン酸化酵素**は，ミトコンドリアに局在するフラビン含有酵素であり，**ドパミン**，**ノルエピネフリン**などの**カテコールアミン**を酸化的に脱アミノ化する酵素である．

c. 第二相反応を触媒する酵素群

小胞体膜に局在する**ウリジンニリン酸（UDP）-グルクロン酸転移酵素**（あるいは単に**グルクロン酸転移酵素**）（2.2.3 項 a 参照）は，UDP-α-グルクロン酸（UDPGA）を補酵素とし，水酸基（-OH），カルボキシル基（-COOH），アミノ基（-NH$_2$），スルフヒドリル（チオール）基（-SH）などにグルクロン酸を結合させる．多くのくすりあるいはその代謝物（**サリチル酸**（消炎鎮痛薬），**パラヒドロキシアセトアニリド**，**ジスルフィラム**（嫌酒薬）など）のグルクロン酸抱合反応が知られている．

細胞質に存在する硫酸転移酵素（2.2.3 項 b 参照）は，3′-ホスホアデノシン 5′-ホスホ硫酸（**活性硫酸，PAPS**）を補酵素とし，アルコール性もしくはフェノ

ール性水酸基を有する多数のくすり，それにくすりの代謝物（脂肪族アルコールや芳香族アミン化合物，フェノールなど）の硫酸抱合を触媒する．細胞質に存在する N-アセチル転移酵素（2.2.3 項 d 参照）は，イソニアジド（抗結核薬），スルファニルアミド，スルファチアゾール（以上，抗菌薬）などアミノ基を有するくすりにアセチル補酵素 A（アセチル CoA）を使ってアセチル基を導入する抱合反応を触媒する．主に細胞質に存在するグルタチオン S-転移酵素（2.2.3 項 c 参照）は，芳香族炭化水素，アリルアミン，アリル・アルキルニトロ化合物などのグルタチオンとの抱合反応を触媒する．グルタチオン抱合体は，加水分解された後に N-アセチル化を受けてメルカプツール酸（アセチルシステイン）抱合体として排泄される．ある種のくすりはアミノ酸とも抱合される．この反応はミトコンドリアに存在する N-アシル転移酵素によって触媒され，グリシンやグルタミンと抱合される．

　以下，2.2.2〜2.2.3 項において，上記の薬物代謝酵素に関して詳しく説明する．

（山崎浩史）

2.2.2　第一相反応に関与する酵素とその反応
a. シトクロム P-450
（i）シトクロム P-450 とは

　第一相反応を触媒する酵素の中で最も重要な酵素の一つにシトクロム P-450（以下，P-450）と呼ばれる一群の酵素がある．P-450 とは，一酸化炭素と結合して 450 nm に吸収極大（ピーク）を示す色素（pigment）という意味で，大村恒雄と佐藤 了によって 1964 年に命名された（呼び名の変遷については第 1 章内のコラム「シトクロム P-450 の呼び名の変遷」参照）．以下に詳しく述べるが，P-450 は，主として肝の小胞体膜の断片からなる細胞画分（ミクロソーム画分：図 2.8，後掲のコラム「ミクロソーム画分とは」参照）に局在する酵素である．P-450 はほとんどの薬物の酸化反応に関わっている．P-450 には一次構造が異なる多数の分子種が存在しており，スーパーファミリー（群）を形成し，非常に多彩

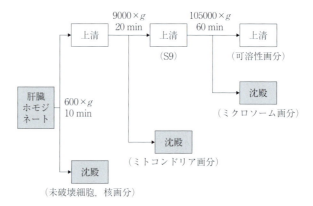

図 2.8　肝細胞の分画法
S9：9000×g 遠心上清画分．

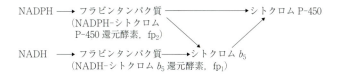

図 2.9 ミクロソームの電子伝達系とミトコンドリアの電子伝達系
矢印は電子の流れを表す．NADPH：還元型ニコチンアミドアデニンジヌクレオチドリン酸，NADH：還元型ニコチンアミドアデニンジヌクレオチド．

な役割を果たしていることがわかっている．

P-450 の**生理的意義**としては，**ステロイド**や**脂肪酸**，それに**ビタミン**などの酸化があげられ，薬理的な意義としてはくすりを含む外来異物の酸化による解毒が最も知られている．おもしろいことに，ステロイドなどの**生体内物質**の代謝に関わる P-450 は基本的にミトコンドリアに，くすりなど生体外異物の代謝に関わる P-450 はミクロソーム画分（小胞体）に存在する．

生化学で教わるミトコンドリアの酸化的リン酸化に関与する電子伝達系は，小胞体やミトコンドリアに存在する P-450 に電子を渡す電子伝達系とは全く異なるものなので，混同してはならない（図 2.9）．

くすりの代謝で最も重要なのは，小胞体に存在する P-450（**薬物代謝型 P-450** と呼ばれる）である．薬物代謝型 P-450 は基質特異性の低いものが多い（コラム「基質特異性の低いシトクロム P-450 の謎」参照）．一方，ステロイドホルモン，ビタミン D_3，レチノイン酸などの生合成，アラキドン酸由来の生理活性物質の合成や代謝に関与する**生体成分合成型 P-450** と呼ばれるタイプは，肝，副腎，精巣，卵巣などの小胞体やミトコンドリアに局在し，高い基質特異性を示す．小胞体に存在する P-450 がくすりの代謝の中心を担うので，以下には小胞体の P-450 について述べる．

P-450 は，約 500 残基のアミノ酸からなる分子量約 50000 のヘムタンパク質の総称である．P-450 は，現在ではアミノ酸配列の類似性から，**群（ファミリー）**，**亜群（サブファミリー）**などに分類され（後述），その第 1 群（CYP1）～第 3 群（CYP3），それに第 4 群（CYP4）の P-450 の一部がくすりの代謝に関わる．他の群の P-450 はステロイドや脂肪酸など生体内物質の代謝に関わっている．P-450 は動物では肝臓に大量（小胞体のタンパク質の 20% を占めることもある）に存在するが，赤血球，精子以外のほとんどすべての臓器・組織にも存在する．中でも，くすりの代謝に関わる P-450 は肝臓や小腸の小胞体に大量に発現しており，臨床的に使用されているくすりの約 8 割以上の代謝に関わっているともい

われている．くすりの代謝に関与する P-450 分子種は主に肝に発現しているが，CYP1A1 と CYP1B1 は，酵素誘導を受けない状態ではむしろ，肝以外の臓器に認められる．

　薬物代謝型 P-450 の薬理学的な意義は以下の例を想像するとわかりやすい．たとえば P-450 はヘキソバルビタール（超短時間型のバルビツール酸系催眠薬）を水酸化する．この水酸化速度は速く，水酸化体は睡眠作用をもたないため，薬効の消失も速やかである．また，水酸化体は元のヘキソバルビタールよりも水に溶けやすいため，尿中へ速やかに排泄される．このように順番に想像すると，多くのくすりの作用時間は P-450 による代謝の速度に依存していることが理解できるだろう．言い換えると，P-450 の作用は，生物活性をもつ外来異物を除去することを通して，外来性異物から生体を防御しているといえる．しかし，P-450 による異物の代謝の過程で無害な化合物（がん原物質）から真の発がん物質（究極発がん物質）が生成される例も数多く知られており，「P-450 は解毒酵素」というように単純に考えることはできない．

COLUMN

ミクロソーム画分とは

　小胞体は，細胞分画を行った場合のミクロソーム画分に分画されるので，「P-450 はミクロソーム画分に局在する」という言われ方をすることがある．ここでは細胞分画について説明する．

　動物の肝臓をホモジナイザーで破壊する．ホモジナイザーは，すりガラス製の試験管とテフロン製あるいはガラス製のピストンから構成され，両者の隙間は肝細胞1個より小さい．細胞を含む生理食塩水や等張（1.15％）塩化カリウム溶液などを試験管に入れ，テフロン製のピストンを試験管に無理やり入れ，ピストンをモーターで回転しながら数回上下して細胞を破壊する．この際，核，ミトコンドリア，小胞体の断片，細胞質などのオルガネラが混在している状態（ホモジネート）になる．これを遠心分離機（比重の違いにより分離する機械．試験管を高速回転させると遠心力によって生じた重力が加わるので，密度の高いオルガネラほど早く沈降する）で「分離する操作」を細胞「分画」と呼び，このとき「得られたもの」，あるいは「分離されたもの」を「画分」と呼ぶ．図 2.8 に肝細胞分画の例を示した．$9000 \times g$ で沈殿する画分には，核やミトコンドリアが含まれる．このとき沈殿しなかった上清は S9（$9000 \times g$ supernatant の略）と呼ばれることもある．これをさらに $105000 \times g$ で分画したとき，得られる沈殿をミクロソーム画分，上清を可溶性画分と呼び，おおむねミクロソーム画分には小胞体の断片が，可溶性画分には細胞質が含まれる．S9 には，薬物代謝に関わるほとんどすべての酵素が含まれているため，異物の変異原性を調べる際などに用いられる．

(ii) シトクロム P-450 の基本的な構造

　P-450 は，補欠分子族（補酵素）として分子内にプロトヘム（プロトポルフィリンと鉄の錯体）をもつヘムタンパク質である．アミノ末端に 20～30 のアミノ酸残基からなる疎水的配列をもっているため，主に脂質でできている小胞体の膜

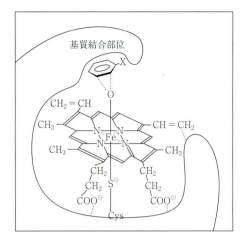

図 2.10 シトクロム P-450 の活性中心であるヘムポケット
植松孝悦・小野嵜菊夫・小嶋伸夫編（2008）:『新しい衛生薬学』（第 6 版修正版），
廣川書店，p.333 の図 6-6 を改変．

に埋もれて存在している．酵素としての活性中心を構成しているヘム鉄の第 1〜第 4 配位子はヘムのテトラピロール環の窒素原子である（図 2.10）．P-450 以外のヘムタンパク質（ヘモグロビンなど）のヘム鉄の第 5 配位子はヒスチジン残基のイミダゾール窒素であり，ヘムタンパク質に特徴的な 418〜430 nm の範囲に酸化型の吸収スペクトルのピークをもつ．一方，P-450 の第 5 配位子は**システイン残基**の**チオラートイオン**（S^-）であり（図 2.10），このことが他のヘムタンパク質と異なる特徴的な吸収スペクトル（還元した P-450 に，一酸化炭素を結合させると 450 nm 付近に吸収のピークが移動する）をもたらす．P-450 がヘムタンパク質であることは，ミクロソームをトリプシンなどで変性したときに 450 nm 付近から 420 nm 付近にピークがずれることで証明された．P-450 の第 6 配位座には分子状酸素が配位し，**一原子酸素添加反応**に関わっている（図 2.10）．P-450 にはこのような酵素活性の発現に必須なプロトヘムがあり，その近くに脂溶性のくすりが結合する部位（いわゆる**基質結合部位**）がある．P-450 のタンパク質の内側に基質-酸素-ヘムの 3 つが並んで，基質であるくすりの酸化反応が進行する．P-450 の分子の内部にはこのように疎水性の基質分子を収容できる空間があり，酸素分子を活性化するヘムがその底部に位置していることから，ここを**ヘムポケット**と呼ぶ．

COLUMN

基質特異性の低いシトクロム P-450 の謎

P-450 の基質結合部位（図 2.10 参照）は疎水性アミノ酸に富んでおり，疎水性の高いくすりや生体成分と結合する．生体成分合成型 P-450 は，一般の他の酵素と同様に，基質とその結合部位が鍵と鍵穴のようにフィットしていると考えられ，基質特異性は高い．一方，薬物代謝型 P-450 の場合，1 つの分子種が何十種ものくすりを代謝すること

ができる．つまり，ほとんどの P-450 分子種は基質特異性が著しく低いといえる．

　化学合成された多様なくすりを私たちが摂取するようになったのは，まだ 100 年前程度の最近のことである（アスピリンは 1897 年にドイツの化学会社 Bayer 社の Hoffman により合成された）．そもそもくすりを私たちが服用するようになる前には，薬物代謝型 P-450 には基質が存在していなかったのだろうか．それとも，食物中のさまざまな物質，たとえば植物由来のアルカロイドなどを解毒するためにもともと存在していたのであろうか．薬物代謝型 P-450 にも本来の基質が存在するはずだが，現在それが何なのか見つけられていない．現時点で発見されていない本来の基質は比較的サイズが大きいと推定され，その結合部位に化学合成された多様なくすりがルーズに結合できると考えると，薬物代謝型 P-450 の基質特異性の低い理由が説明できるのかもしれない．最近では，ヒト P-450 の結晶構造が明らかにされており，コンピュータによる 3 次元での構造をみながら，医薬品メーカーで創薬が進められている．

（ⅲ）　シトクロム P-450 による酸化反応のしくみ

　P-450 により基質であるくすりに導入される 1 個の酸素原子（O）は水（H_2O）由来ではなく，**分子状酸素**（O_2，いわゆる気体の酸素）由来であることから，この反応は**モノオキシゲナーゼ（一原子酸素添加酵素）**型に分類されている．P-450 の酸化還元電位は低いので，嫌気的条件下（酸素濃度が低い状態．生体内では肝小葉中心部）ではくすりの**還元反応**をも触媒することができる．

　P-450 による一原子酸素添加反応においては，**分子状酸素**と還元力（電子）が必要である．この電子はヘムを還元して P-450 に結合した**酸素分子を活性化**するために必要となる．この電子は図 2.9 に示した**電子伝達系**を通して P-450 に供給される．基質 1 分子に酸素原子を 1 個添加するのに 2 個の電子が必要である（図 2.11）．これらの電子を利用して，P-450 は，次式のように NADPH 存在下，

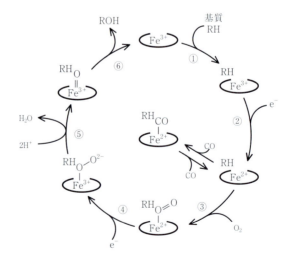

図 2.11　シトクロム P-450 の酸化還元サイクル
①〜⑥：本文参照．
入村達郎・岡山博人・清水孝雄監訳（2013）：『ストライヤー生化学』（第 7 版），東京化学同人，p.730 の図 26.29 を改変．

分子状酸素を活性化し，その1原子はくすり（基質）に取り込まれ，他の1原子は水分子に還元される．

$$RH + O_2 + NADPH + H^+ \longrightarrow ROH + H_2O + NADP^+$$

酸化反応は，図2.11に示すように，① **酸化型 P-450**（ヘム鉄は Fe^{3+} の状態）へ基質が結合し，複合体を形成する．基質が P-450 に結合すると P-450 の酸化還元電位が上昇し電子を受け取りやすくなる．② この複合体が1個目の電子を受け取り，ヘム鉄が還元（ヘム鉄は Fe^{2+} の状態）される（**還元型 P-450**）．なお，一酸化炭素はこの還元型の P-450 に強く結合するため，分子状酸素の結合が阻止され，酸化反応は阻害される．③ 還元型ヘム鉄（ヘム鉄は Fe^{2+} の状態）へ分子状酸素が結合して **酸素化型 P-450** となる．なお，P-450 の Fe が2価に還元されなければ P-450 は酸素と結合しない．これは Fe^{2+} 型（還元型）の**ヘモグロビン**のみが酸素と結合できるのと同じである．④ 2個目の電子を受け取り，分子状酸素が活性化される．⑤ 活性化された酸素の分解により生じた一原子酸素が基質へ取り込まれる．他方の酸素は還元されて水分子となる．⑥ 酸素の添加された基質（代謝産物）を遊離して，P-450 は元の酸化型 P-450 に戻る．

P-450 の反応サイクルにおいて，1個目の電子は NADPH から **NADPH-P-450 還元酵素**（FAD と FMN を1個ずつもつフラビン酵素．P-450 還元酵素，fp_2）を介して供給され，P-450 のヘムの Fe^{3+} を Fe^{2+} に還元する（図2.9参照）．2個目の電子は上記の P-450 還元酵素あるいは還元型ニコチンアミドアデニンジヌクレオチド（NADH）から **NADH-b_5 還元酵素**（FAD を1個もつフラビン酵素．b_5 還元酵素，fp_1）と**シトクロム b_5** を介して供給され，酸素分子の活性化を行う（図2.11）．P-450，NADPH-P-450 還元酵素，NADH-b_5 還元酵素，シトクロム b_5 は，いずれも小胞体膜に結合しており（図2.12），効率よく電子が供給される．ラット肝では1分子の P-450 還元酵素に対して，5〜10分子のシトクロム b_5 と 10〜20分子の P-450 が小胞体膜上に分布しているといわれている．P-450 還元酵素は，P-450 が電子を消費している速度よりはるかに速やかに電子を伝達できるので，P-450 還元酵素の分子数はそれほど必要ないのかもしれない．

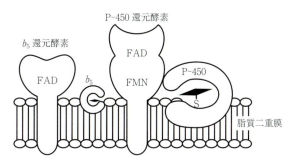

図2.12 小胞体の脂質二重膜に結合するシトクロム P-450 とその関連酵素
FAD：フラビンアデニンジヌクレオチド，FMN：フラビンモノヌクレオチド．

(iv) シトクロム P-450 の多様性

P-450 はその一次構造が異なる多数の分子種が存在している．肝細胞では小胞体の膜に結合したタイプが多いが，ミトコンドリア膜にも存在する．一部は核膜，リボソーム，ペルオキシソーム，ゴルジ体にも局在する．

P-450 は 1 種類ではなく，共通の祖先から，遺伝子の進化によって生じたと考えられるスーパーファミリーと呼ばれる数多くの分子種の存在が知られている．そこでアミノ酸配列の相同性で分類し，名前をつけている．相同性が 40% を超える場合を同じ群（ファミリー）に分類し，55% を超える場合を同じ亜群（サブファミリー）に分類している．それぞれの分子種の名前は，シトクロム（cytochrome）P-450 に因んで CYP（シップあるいはシーワイピー）を頭につけ，ファミリーは算用数字，サブファミリーはアルファベットを順につける．また，最後の数字は発見された分子種の順番を示す．たとえば，CYP1A1 は CYP1A の中で最初に発見されて名づけられた P-450 ということになる．なお，立体の CYP は遺伝子産物であるタンパク質を指す場合の表記法であり，遺伝子を指す場合は *CYP1A1* のようにイタリック体で表記する．くすりなどの異物の代謝に関わる P-450 は，主に CYP1，CYP2，CYP3 と CYP4 の一部に属している．P-450 は構造の類似性から分類されているため，異なった動物種から得られた同一サブファミリーの分子種が同じ機能をもつとは限らない．

ヒトにはわかっているだけで 57 種の P-450 分子種が存在する．このうち異物代謝に関わる P-450 はおよそ 20 種であり，くすりの代謝に限っていえば，5 種の分子種（CYP1A2，CYP2C9，CYP2C19，CYP2D6，CYP3A4）で 95% 以上のくすりの代謝が説明できるといわれている．ヒト肝全 P-450 含量中に占める各分子種の割合を図 2.13 に示す．

1 つの P-450 分子種がさまざまなくすりの代謝に関わる．このことが 3.2 節で述べる薬物相互作用の原因にもなる．それは，同じ分子種の P-450 を複数のくすり（基質）が競り合うことも一因である．一方，あるくすりがある特定の P-450 分子種でしか代謝されない場合もある．その P-450 分子種が遺伝的に欠損しているときは，そのくすりは代謝されないことになる．このような P-450 遺伝子の多型（3.1.2 項 b 参照）によるくすりの代謝異常も臨床的に重要な問題となっている．毒性学的には，CYP1A1，CYP2E1 なども重要である．これらの P-

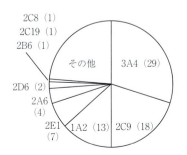

図 2.13 ヒト肝のシトクロム P-450 分子種の含量（%）

表 2.2 P-450 の代表的な基質となるくすり

P-450	主なくすり
1A2	カフェイン（覚醒薬），テオフィリン（気管支拡張薬），フェナセチン（解熱鎮痛薬）
2C9	トルブタミド（経口糖尿病薬），フェニトイン（抗てんかん薬），ワルファリン（抗凝固薬）
2C19	オメプラゾール（消化性潰瘍薬），ジアゼパム（抗不安薬）
2D6	アミトリプチリン，イミプラミン，デシプラミン（以上，抗うつ薬），プロプラノロール（抗不整脈薬）
3A4	カルバマゼピン（抗てんかん薬），シクロスポリン（免疫抑制薬），トリアゾラム（睡眠薬・抗不安薬），ニフェジピン（降圧薬），リドカイン（局所麻酔薬）

450 の代表的な基質（くすり）をまとめて，表 2.2 に示した．なお，小腸にも CYP3A4 が豊富に発現していることが知られており，特に経口投与したくすりの初回通過における代謝に重要な役割を果たしており，近年注目されている．以下のことを想像してみるとおもしろい．経口的に服用したくすりの肝臓の中の濃度に比べ，小腸での濃度は非常に高いはずである．ということは，小腸に存在する P-450 は肝臓に比べて量は少なくても，高い効率でくすりを代謝しているのかもしれない．

P-450 は種々の化学物質などによってその活性が阻害される（3.2 節参照）．また，くすりや環境化学物質によって誘導され，酵素の量が増えて活性の総量が増加することもある（3.2 節参照）．したがって，くすりによる治療に当たっては，併用しているくすりや環境因子などに十分に注意を払う必要がある．また，遺伝的に多型を示す P-450 も多く知られている（3.1.2 項 b 参照）．最近注目されているヒト P-450 分子種の**一塩基多型**（**SNP**，スニップ）などの命名については，ヒト P-450 アレル命名委員会（http://www.cypalleles.ki.se/）が定めている．この遺伝子多型の影響，個人差や人種差については後述するが，患者個々の P-450 分子種の活性に適した投与計画を考える必要性がある．

（v） シトクロム P-450 が触媒する反応

P-450 による酸化的代謝の様式を表 2.3 に示す．P-450 には複数の分子種があり，それぞれの P-450 の基質特異性が比較的低いため，くすりを代謝できる守備範囲が広い．反応は，二重結合や芳香環，窒素（N）や硫黄（S）などの電子に富むヘテロ原子あるいはこれらに隣り合うアルキル炭素が酸化される場合が多い．このように基質自体の反応性の高い部分が酸化されている．エチレン誘導体やベンゼン誘導体は，酸化的代謝を受けエポキシドに変換される（表 2.3 ①）．脂肪族，芳香族はともに酸化的代謝を受け，水酸基が導入される（表 2.3 ①②）．ヘテロ原子に隣り合った炭素（C）が酸化され，ヘテロ原子の脱アルキル化反応が進行する（表 2.3 ③，④）．モノアミンは酸化的脱アミノ化を受ける（表 2.3 ⑤）．窒素や硫黄ヘテロ原子が酸化され，N-オキシドや S-オキシドに変換される（表 2.3 ⑥，⑦）．エタノールはアセトアルデヒドに，アセトアルデヒドは酢酸に，それぞれ酸化される（表 2.3 ⑧）．

表 2.3 酸化反応の様式

様式	反応
① オレフィンのエポキシ化と芳香族水酸化	(構造式省略)
② 脂肪族酸化	$RCH_2CH_3 \longrightarrow RCH_2CH_2OH$ / $RCHCH_3$ (OH)
③ O-脱アルキル化	$R-O-CH_3 \longrightarrow R-O-CH_2OH \longrightarrow R-OH$
④ N-脱アルキル化	$R-N(CH_3)_2 \longrightarrow R-N(CH_3)(CH_2OH) \longrightarrow R-NH(CH_3)$
⑤ 脱アミノ化	$R-CHCH_3(NH_2) \longrightarrow R-CCH_3(OH)(NH_2) \longrightarrow R-CCH_3(=O)$
⑥ 窒素原子の酸化	$R-NH(CH_3) \longrightarrow R-N(OH)(CH_3)$; $R_3N \longrightarrow R_3N \to O$
⑦ 硫黄原子の酸化	$R_2S \longrightarrow R_2S{\to}O \longrightarrow R_2SO_2$
⑧ アルコールとアルデヒドの酸化	$CH_3CH_2OH \longrightarrow CH_3CHO \longrightarrow CH_3COOH$

P-450 が触媒する代表的なくすりの酸化反応の様式の例をあげて図 2.14 に示す．それぞれのくすりの薬効については，表 2.2 を参照されたい．

（鎌滝哲也・高橋和彦・山崎浩史）

b. フラビン含有モノオキシゲナーゼ

塩基性の強い窒素（N）や求核性の強い硫黄（S）原子を含むくすりの酸化は，シトクロム P-450（以下，P-450）以外の酵素，**フラビン含有モノオキシゲナーゼ（フラビン含有一原子酸素添加酵素**）によって触媒される．この酵素は，英語名 flavin-containing monooxygenase の頭文字をとり **FMO** と呼ばれ，分子内にフラビンを含んでいることが特徴である．古くは代表的な基質である **N,N-ジメチルアニリン**などの第三級アミン類を酸化することから，この酵素は「三級アミン N-酸化酵素」あるいは「混合機能アミン酸化酵素」とも呼ばれた．1972 年にブタ肝より単離した科学者の名前をとって「ジーグラー（Ziegler）酵素」とも

2.2 薬物代謝に関与する酵素系

(a) アルキル側鎖の水酸化

(b) 芳香族の水酸化

(c) O-脱アルキル化

(d) N-脱メチル化

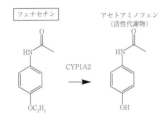
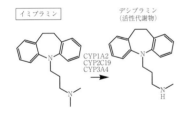

(e) N-脱アルキル化

(f) オレフィンのエポキシ化

(g) 窒素の酸化

(h) 硫黄の酸化

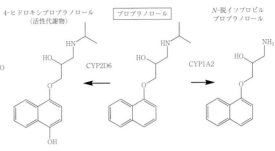
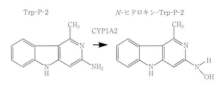

図 2.14 代表的なくすりの酸化反応

称された．その後，この酵素が有機化合物の S-酸化も触媒することが判明し，現在の名称で呼ばれるようになった．

FMO は，分子量約 65000 の酵素であり，アミノ酸の相同性により FMO1〜FMO5 の分子種がヒトにおいて発現している．この FMO 分子種の中でも，特

に **FMO3** は，ヒトの肝臓の小胞体に多く存在し，薬物代謝における主要な分子種である．FMO あるいは P-450 のどちらが薬物酸化反応に関与するかを実験的に区別するには，典型的な酵素阻害剤の働きの違いを利用する．FMO の働きは，P-450 の典型的な阻害剤である一酸化炭素によって阻害されない．一方，ミクロソーム（主に小胞体を含む）画分を緩やかに加温（45℃，5 分間）すると，FMO は熱に不安定で，FMO の活性のみが失われる．

　FMO の代表的な基質としては，N, N-ジメチルアニリンと食品由来成分 **トリメチルアミン** がある．その他，含窒素化合物である **イトプリド**（消化管運動改善薬），**オランザピン**（統合失調症治療薬），**ベンジダミン**（非ステロイド性抗炎症薬：non steroidal anti-inflammatory drug, NSAID），**ラニチジン**（消化性潰瘍薬）などのくすりと，**エフェドリン**（鎮咳薬），**メチルアンフェタミン**（中枢興奮薬），**ノルコカイン**（局所麻酔薬）などの化学物質，ならびに含硫黄化合物である **スリンダクスルフィド**（NSAID）および **メチマゾール**（抗甲状腺薬）などのくすりと，**フェンチオン**（有機リン系殺虫剤）および **メチオカルブ**（カルバメート系殺虫剤）などの農薬がある．

　FMO がくすりを酸化するには，P-450 と同様に，**NADPH** と **分子状酸素**（O_2，気体の酸素）を必要とする（図 2.15（a））．フラビン依存性の酸素添加反応は，図 2.15（b）に示す反応機構で進行する．**反応機構** の第 1 段階は，① 酵素が含有するフラビンの NADPH による還元，② 分子状酸素（O_2）の結合，③ 基質（くすり）の結合，④ 酸素が添加された基質（くすり）の放出，⑤ 酸化型酵素の

(a)　　NADPH + H$^+$ + O_2 + R$_3$N $\xrightarrow{\text{FMO}}$ R$_3$N→O + H$_2$O + NADP$^+$

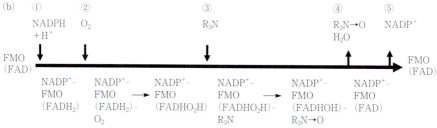

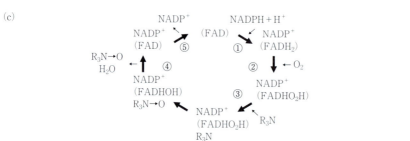

図 2.15　フラビン含有モノオキシゲナーゼ（FMO）による含窒素薬物の酸化反応
FMO は，分子内にフラビンアデニンジヌクレオチド（FAD）を含み，その FAD が薬物酸化に深く関与している．①～⑤：本文参照．

再生，のステップからなる．簡略化した反応サイクルを図 2.15（c）に示す．FMO では，酵素が還元されてから基質となる薬物が結合することが反応上の特徴であり，a 項（ⅲ）に記した P-450 の反応機構とは異なっている．

強い魚臭を有するトリメチルアミンは，**FMO3** によって無臭のトリメチルアミン *N*-酸化体に代謝される（図 2.15（a），置換基 R はメチル基）．**遺伝性疾患**である**トリメチルアミン尿症**（別名：**魚臭症候群**）は，トリメチルアミン代謝の主要酵素である **FMO3** の**遺伝的多型**による酵素活性の低下が原因である．この病気の患者は，呼気，汗や尿の中に魚のにおいのするトリメチルアミンが排泄されることで特異的な体臭を発することで知られている．トリメチルアミン含量の少ない食事を中心とする生活や，香水などでこのにおいを消す**対症療法**以外に，現時点ではこの忌まわしい病気に対応する方法はない． **（山崎浩史）**

c．カルボキシルエステラーゼ

カルボキシルエステラーゼ（**CES**）に関して従来は，生体内で基質特異性が低く，エステル結合，アミド結合やチオエステル結合を加水分解する酵素であることから「**エステラーゼ**」・「**アミダーゼ**」と総称されてきたが，現在はカルボキシエステラーゼとして名称が統一されている．

CES は，分子量約 60000 の酵素であり，ヒトではアミノ酸配列の相同性に基づいて **CES1** から **CES5** までの 5 種類のアイソザイムが発現している．この CES 分子種の中でも CES1 はヒト肝に，CES2 はヒト小腸に発現している主要なアイソザイムである．ヒト肝において CES1 は**小胞体膜（ミクロソーム画分**）での含量が多いが，**細胞質（可溶性画分）**にも一部存在する．

一般的に薬物代謝の過程においては，くすりが CES により加水分解されると薬効が失われる．たとえば，**プロカイン**（**局所麻酔薬**）は，CES により加水分解され薬理活性を失うため，全身に作用するくすりとして用いることはできない．しかし，エステル結合をアミド結合に変えた**プロカインアミド**は生体内で CES による加水分解を受けにくいため，全身に作用する**抗不整脈薬**として用いられている．しかし，**アスピリン**（**解熱鎮痛薬**）の場合は，生体内で速やかに CES によりサリチル酸に加水分解されるが，アスピリン，サリチル酸ともに薬理作用はもっている．

くすりの吸収を考えた場合，脂溶性の高い（油に溶けやすい）物質の方が**受動拡散**などにより，生体膜（油に近い性質をもっている）を透過しやすい性質をもっている．図 2.16 に示したように，このような性質を利用して，くすりを脂溶性の高い物質で化学修飾した**プロドラッグ**と呼ばれるくすりが開発されている．優れた薬理活性をもっている元のくすりの極性が高くて生体膜を通過できない場合，このくすりを脂溶性の高い化合物（くすりの乗り物）と結合させて，くすりの分子全体の脂溶性を高くして生体膜を通過しやすくするというのがこのプロドラッグの考え方である．生体膜を通過して生体に取り込まれたプロドラッグは，修飾された化合物（乗り物）を切り離すことにより，元のくすりが再生され，薬理活性を示すようになる．プロドラッグを設計するときには，生体内で修飾され

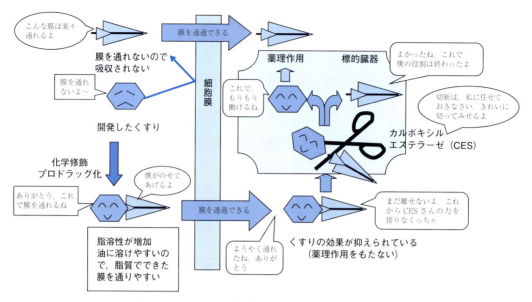

図 2.16　プロドラッグが必要な理由と生体内での代謝活性化

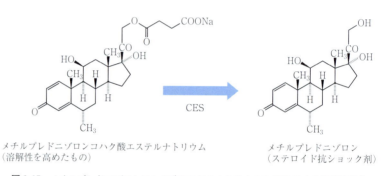

図 2.17　メチルプレドニゾロンコハク酸エステルナトリウムの CES による代謝活性化

た化合物を切り離す必要があるため，この部分にエステル結合やアミド結合を用いる場合が多い．そのため，プロドラッグの多くは生体内の CES により「代謝的に活性化される」といえる．

　臨床応用される創薬においてプロドラッグの目的は，上述したような，①消化管吸収の改善（脂溶性）の他，②溶解性の改善，③作用の持続性の改善，④標的臓器への到達，⑤副作用の軽減や，⑥苦みの改善などがある．表 2.4 に代表的なプロドラッグの代謝活性化と目的についてまとめた．

　この中で，メチルプレドニゾロンコハク酸エステルナトリウムは，臨床現場では手術時等の抗ショック剤として使用されており，溶解性を改善することで注射剤として投与できるようになっており，消化管での吸収性の改善の逆で水溶性を高めたプロドラッグである（図 2.17）．オセルタミビルは，インフルエンザ治療薬の中でも消化管から吸収されるため経口投与可能なプロドラッグである（図 2.18）．その他，表 2.4 に示したようにアンピシリンのプロドラッグやカンデサルタンレキセチルのように吸収性を改善したものが多く開発されている．

表2.4 代表的なプロドラッグの代謝活性化と目的

プロドラッグ	親化合物	代謝酵素	目的
ヒドロコルチゾンコハク酸エステルナトリウム	ヒドロコルチゾン	CES	溶解性の改善
メチルプレドニゾロンコハク酸エステルナトリウム	メチルプレドニゾロン	CES	
タランピシリン バカンピシリン ピバンピシリン レナンピシリン	アンピシリン	CES	消化管吸収の改善（安定化を含む）
オセルタミビル	活性体	CES	
カンデサルタンシレキセチル	カンデサルタン	CES	
フルスルチアミン	チアミン	非酵素的	
エナラプリル	エナラプリラト	CES	
テモカプリル	テモカプリラト	CES	
バラシクロビル*	アシクロビル	CES	
シタラビンオクホスファート	シタラビン	CES	作用の持続
テガフール	5-フルオロウラシル	CYP2A6	
バラシクロビル*	アシクロビル	CES	
アシクロビル	アシクロビル三リン酸	チミジンキナーゼ	副作用の軽減/標的臓器への到達
イリノテカン（CPT-11）	SN-38	CES	
インドメタシンファルネシル	インドメタシン	CES	
ドキシフルリジン	5-フルオロウラシル	チミジンホスホリラーゼ	
カペシタビン	5-フルオロウラシル	CES, シチジンデアミナーゼ, チミジンホスホリラーゼ	
ロキソプロフェン	トランスOH体	ケト還元酵素	
サラゾスルファピリジン	5-アミノサリチル酸	アゾ還元酵素	
クロラムフェニコールパルミチン酸エステル	クロラムフェニコール	CES	苦みの軽減

＊吸収の改善と作用の持続の両面がある．

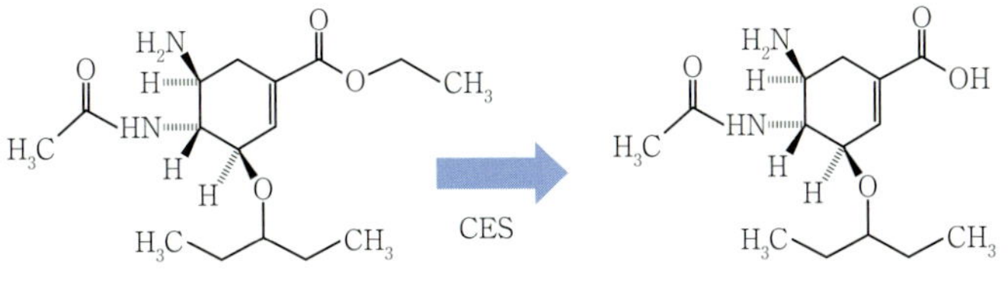

図2.18 抗インフルエンザ薬のオセルタミビルのCESによる代謝活性化

くすりの代謝や排泄が速すぎると有効血中濃度が維持できなくなるためにプロドラッグ化する例もある．**バラシクロビル**はアシクロビルのプロドラッグであるが，アシクロビルの排泄が早いため，アシクロビルは1日5回の服用が必要であったが，バリンをエステル結合させたバラシクロビルが開発された．バラシクロビルは，持続性が高いため1日3回の服用で薬効が得られている．**ただし，バラシクロビルは，構造的に小腸上皮粘膜のペプチドトランスポーターにより吸収されることから，吸収の改善に分類される場合もある．**代謝活性体の**アシクロビル**もプロドラッグである．アシクロビルは，薬の標的臓器への到達が目的のプロド

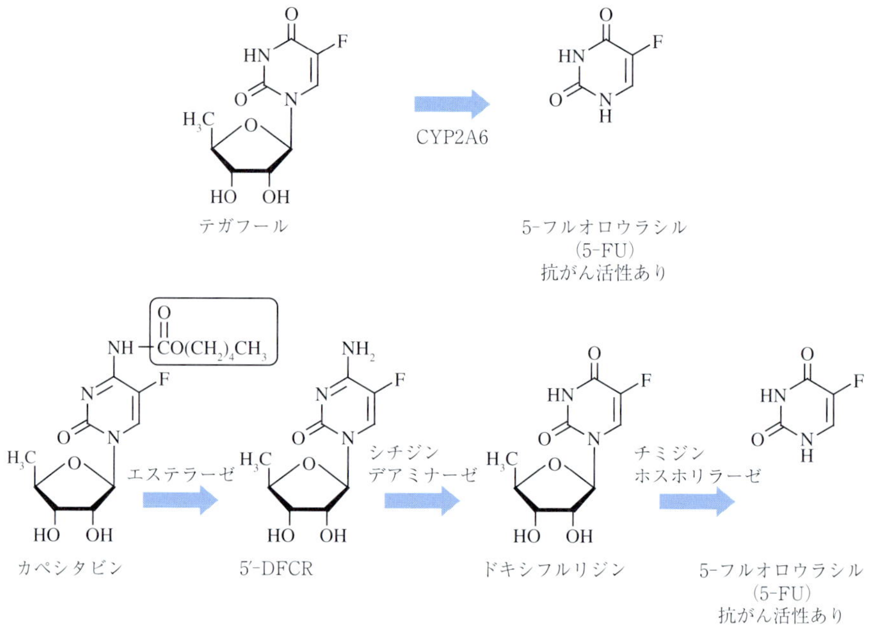

図 2.19 テガフールおよびカペシタビンの代謝活性化

ラッグで，帯状疱疹の治療薬でウイルス感染細胞に特異的に誘導されるチミジンキナーゼにより活性体となりウイルスの増殖を抑制する．このほかに，標的臓器への到達と副作用の軽減を目的としたプロドラッグには，カペシタビン，イリノテカン，インドメタシンファルネシル等がある．カペシタビンは，最終的に5-フルオロウラシル（5-FU）に活性化される抗がん薬であるが，経口投与できる抗がん薬であるため時間，空間を超え時と場所を選ばない治療が可能となっている．このプロドラッグは3段階で活性化され，最初にCESによって加水分解された後，シチジンデアミナーゼ→チミジンホスホリラーゼの順に代謝活性化される（図 2.19）．この後半の2つの酵素は主にがん細胞に発現しているため標的臓器への到達が可能となっている（図 2.19）．同じ5-FUへの代謝活性化であるが持続性を高めるためのプロドラッグとして，テガフールがある．この場合，代謝活性化酵素はシトクロムP4502A6（CYP2A6）となっている（図 2.19）．

イリノテカン（抗がん薬）は，CESによる加水分解により薬効本体であるSN-38に代謝的に活性化される．SN-38の細胞毒性はイリノテカンよりも1000倍も強いため，抗がん作用の持続と副作用（血液毒性や消化管毒性）の軽減に役立っている（図 2.20）．

また，非ステロイド性抗炎症薬（NSAID）のインドメタシンは，シクロオキシゲナーゼを阻害しプロスタグランジン生成を抑制することにより，強力な抗炎症・解熱・鎮痛作用を示す．しかし，胃ではプロスタグランジンは胃粘膜保護のために必要なため，NSAIDの投与により胃のプロスタグランジン合成が低下すると，胃粘膜障害を引き起こす．インドメタシンファルネシルはこの胃粘膜障害を回避するために，インドメタシンにファルネシル基を導入することにより薬理

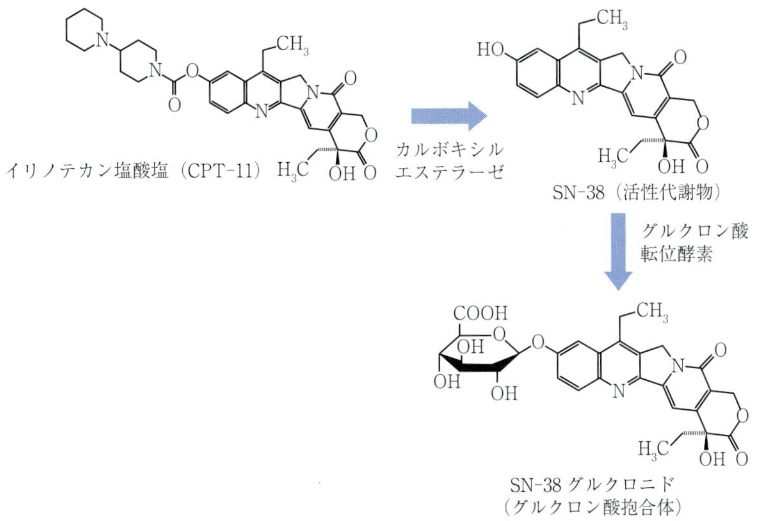

2.2 薬物代謝に関与する酵素系

図 2.20 イリノテカン（抗がん薬）の代謝経路

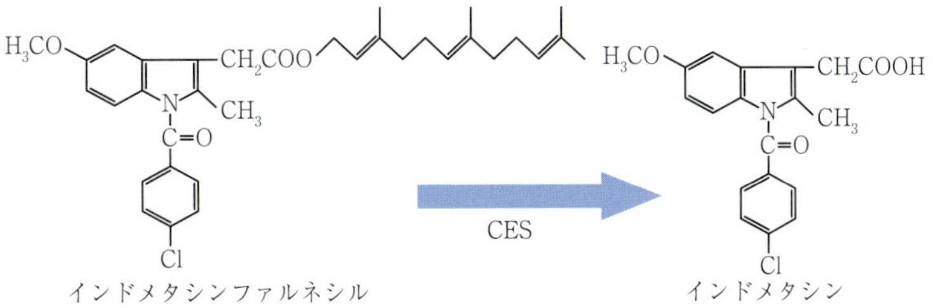

図 2.21 インドメタシンファルネシルの CES による代謝活性化

効果をマスクしており，胃では薬理作用を示さない．吸収された後，CES により代謝的に活性化されて薬理作用を示すプロドラッグである（図2.21）．

ここまで，主として生体内でのプロドラッグの代謝活性化について説明してきたが，腸内細菌にも多くの薬物代謝酵素が含まれているため，腸内細菌によるプロドラッグの代謝活性化について簡単に説明する．腸内細菌による代謝活性化の代表的なくすりは，サラゾスルファピリジンである（図2.22）．このくすりは潰瘍性大腸炎治療薬であるが，腸内細菌に含まれるアゾ還元酵素により，活性体である5-アミノサリチル酸を生じ，これが抗炎症作用を持つ．このほか，漢方薬に含まれる配糖体も，腸内細菌に含まれるグリコシダーゼでアグリコンに代謝されることにより吸収性が高まることから，プロドラッグであるといえる．

一方，くすりの中には局所作用や投与部位にのみ薬効を示し，全身作用が好ましくないものもある．このような目的で作られたくすりにアンテドラッグがある．アンテドラッグはプロドラッグとは逆に，修飾された分子により薬効を示しており，この部分が代謝されると薬効を失うくすりである．例としては，フルチカゾンプロピオネートがある．これは気管支喘息の治療薬であるが，全身循環に移行するとシトクロム P-450 により代謝されて薬効を失う．そのため，ステロイドの作用が限定的で全身作用にはならないので，副作用を回避することが可能

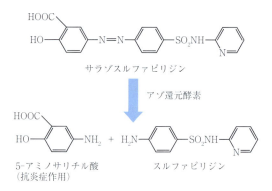

図2.22 サラゾスルファピリジンの代謝経路

となる．

(細川正清)

d. その他の酵素

エポキシド水解酵素（EH）は主に小胞体膜（ミクロソーム）に存在するmEHと細胞質に存在するcEHがある．一般にcEHが内因性物質のエポキシドを加水分解してジヒドロジオールに変換する反応に関与しているのに対し，mEHは外来の薬物や発がん物質の反応性に富むエポキシド中間体の代謝を行い，薬物代謝において解毒的な役割を担っている．一方，ベンゾ[a]ピレンの究極発がん物質への代謝的活性化の例にあるように，現在mEHは，活性化酵素としてもその役割が認識されている．

NAD(P)H-キノン還元酵素（別名DT-ジアホラーゼ）は，主として可溶性画分に局在し，NADHとNADPHを利用して，キノンの還元を触媒する酵素である．発がん性物質4-ニトロキノリンN-オキシドは本酵素によって，ヒドロキシアミノ体に変換され，この反応が代謝的活性化の第一段階となる．

アルデヒド酸化酵素（AO）およびキサンチン酸化酵素（XO）は，アルデヒドやヘテロサイクリック化合物を酸化する酵素で，肝をはじめ多くの臓器の主に細胞質に分布している

アルコール脱水素酵素（ADH）は，細胞質に存在する亜鉛含有酵素群であり，多くの分子種が存在する．ADHはエタノール代謝において重要な役割を果たす．ADHによって生成されたアルデヒドは，アルデヒド脱水素酵素（ALDH）によって，酢酸に変換される．

モノアミン酸化酵素（MAO）は，ミトコンドリアに局在するフラビン含有酵素であり，ドパミン，ノルアドレナリンなどのカテコールアミンを酸化的に脱アミノ化する酵素である．

(山崎浩史)

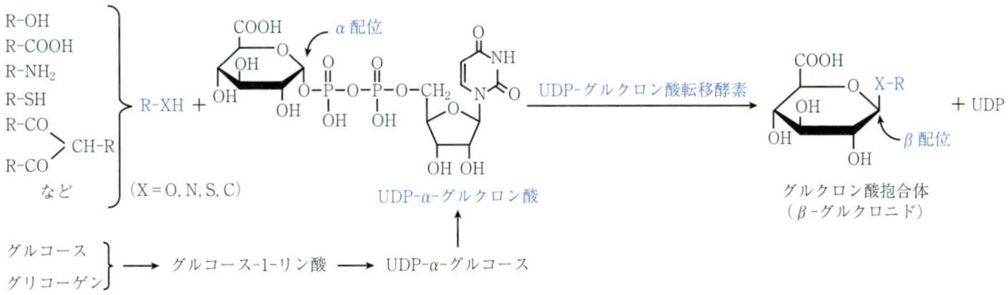

図 2.23 グルクロン酸抱合反応

2.2.3 第二相反応に関与する酵素とその反応

a. グルクロン酸転移酵素

グルクロン酸抱合は，第一相反応によりくすりに導入あるいは形成された水酸基，カルボキシル基，アミノ基，スルフヒドリル（チオール）基などの官能基，あるいはくすり自体がもつこれらの官能基に水溶性の糖酸であるグルクロン酸が結合する反応である．最も代表的な抱合反応であり，くすりなどの生体外異物だけでなく，ビリルビン，ステロイドホルモン，胆汁酸のような生体内因性物質なども，グルクロン酸抱合を経て極性化され，排泄される．一般に，多くのくすりはグルクロン酸抱合により生物活性を失うが，後述するように，モルヒネでは6-位のグルクロン酸抱合体が高い生物活性をもつ．

グルクロン酸抱合は**ウリジンニリン酸（UDP）-グルクロン酸転移酵素（UDP-グルクロノシルトランスフェラーゼ，UGT）**によって触媒される．グルクロン酸供与体には，グルクロン酸ではなく，活性型の**UDP-α-グルクロン酸（UDPGA）**が利用される（図 2.23）．UDPGA は，細胞質（可溶性画分）でグルコースやグリコーゲンからグルコース-1-リン酸，UDP-グルコースを経由して生合成される．

UGT は主に肝臓に存在するが，腎臓，肺，小腸などの各組織にも広く分布しており，細胞内では小胞体膜（ミクロソーム画分）に存在している．小胞体には薬物代謝の主要酵素であるシトクロム P-450 が存在するため，シトクロム P-450 による水酸化，引き続きグルクロン酸抱合といった連続した代謝反応が起こりやすい．

UGT には多数の分子種が存在しており，コードする遺伝子配列の比較から 2 つの群（**UGT1** と **UGT2**）に分類されている．UGT2 はさらに UGT2A と UGT2B の 2 つの亜群に分類されている．UGT1 遺伝子に配置されている多数のエクソン 1 の中から 1 つだけが選択され，それより下流側に配置されている多数の分子種に共通なエクソン 2 から 5 につながる．したがって，エクソン 1 から読まれるアミノ酸配列のみが多数の分子種間で異なっている．これに対して UGT2 はそれぞれ独立した遺伝子が存在し，それらから各分子種がつくられる．現在，ヒトでは少なくとも 17 種の UGT 分子種の存在が明らかにされているが，実際に触媒機能が明らかになっているのは 14 種である．これらの分子種の中には，

フェノバルビタール，3-メチルコラントレン，リファンピシンなどの代表的な**代謝酵素誘導剤**で誘導されるものや，**組織（臓器）特異的**に発現するものもある．

UGT 活性は年齢や遺伝的要因により大きく変動する．胎児や新生児では UGT が未発達であることなどが問題になり，重要なことである．これら変動要因については，3.1 節において詳しく説明する．

図 2.23 に示したように，グルクロン酸抱合体は，グルクロン酸が結合する部位の官能基の原子（O，N，S，C）に応じて，O-グルクロニド，N-グルクロニド，S-グルクロニド，C-グルクロニドと呼ばれる．供与体である UDPGA のグリコシド結合は α 配位であるが，抱合反応は S_N2 機構（ワルデン反転）で進行することから，グルクロン酸残基の 1-位が β 配位の抱合体（β-グルクロニド）が形成される．

生成したグルクロン酸抱合体の分子量と排泄経路には一定の相関がある．一般に分子量の大きなものは胆汁排泄されやすく，小さなものは尿中排泄されやすい．モルヒネのグルクロン酸抱合体（分子量 461）は，ラットでは胆汁排泄されるが，ヒトでは，尿中排泄が主要経路となる．多数のくすりのグルクロン酸抱合体について調べられ，ラットでおおよそ 325 以上，ヒトでおおよそ 500 以上の分子量となるグルクロン酸抱合体が胆汁排泄されやすいといわれている．また，胆汁排泄を経て小腸に排泄されたグルクロン酸抱合体の一部は，腸内細菌のもつ**β-グルクロニダーゼ**により加水分解（脱抱合）を受ける．生じた元のくすりは腸管下部から再吸収されて肝臓に再び運ばれる（**腸肝循環**）．

代表的なグルクロン酸抱合の例を図 2.24 に示す．O-グルクロニドには，アルコール性およびフェノール性水酸基にグルクロン酸が結合した**エーテル型グルクロニド**と，カルボキシル基に結合した**エステル型グルクロニド**（アシルグルクロニドとも呼ばれる）の 2 つのタイプがある．**モルヒネ，コデイン，クロラムフェニコール，アセトアミノフェン**など，エーテル型グルクロニドとして排泄されるくすりは非常に多い．モルヒネは肝臓で 3-位あるいは 6-位の水酸基が，コデインは 6-位の水酸基がグルクロン酸抱合を受け，主に尿中排泄される．また，一部は胆汁中にも排泄される．モルヒネの主代謝物である 3-グルクロニドは不活性代謝物であるが，少量生成する 6-グルクロニドは強い鎮痛作用を有する活性代謝物である．クロラムフェニコールはグルクロン酸抱合を受けて不活性化され，尿中および胆汁中に排泄される．新生児における重篤な副作用である**グレイ症候群**（gray baby syndrome）は，肝臓におけるグルクロン酸抱合能が未発達なためにクロラムフェニコールの血中濃度が著しく増加するために起こる（3.1.1 項 c 参照）．

第一相反応を受けた後，引き続きグルクロン酸抱合を受ける代謝の流れが第一相から第二相薬物代謝として重要なものであり，例を図 2.24 にあげる．**ジアゼパム**を例として説明すると，シトクロム P-450 による N-脱メチル化および 3-水酸化により**オキサゼパム**に代謝された後，グルクロン酸抱合を受けて尿中排泄される．そのほか，**プロプラノロール**およびその活性代謝物の 4-水酸化体，**コル**

(a) *O*-エーテル型グルクロニド

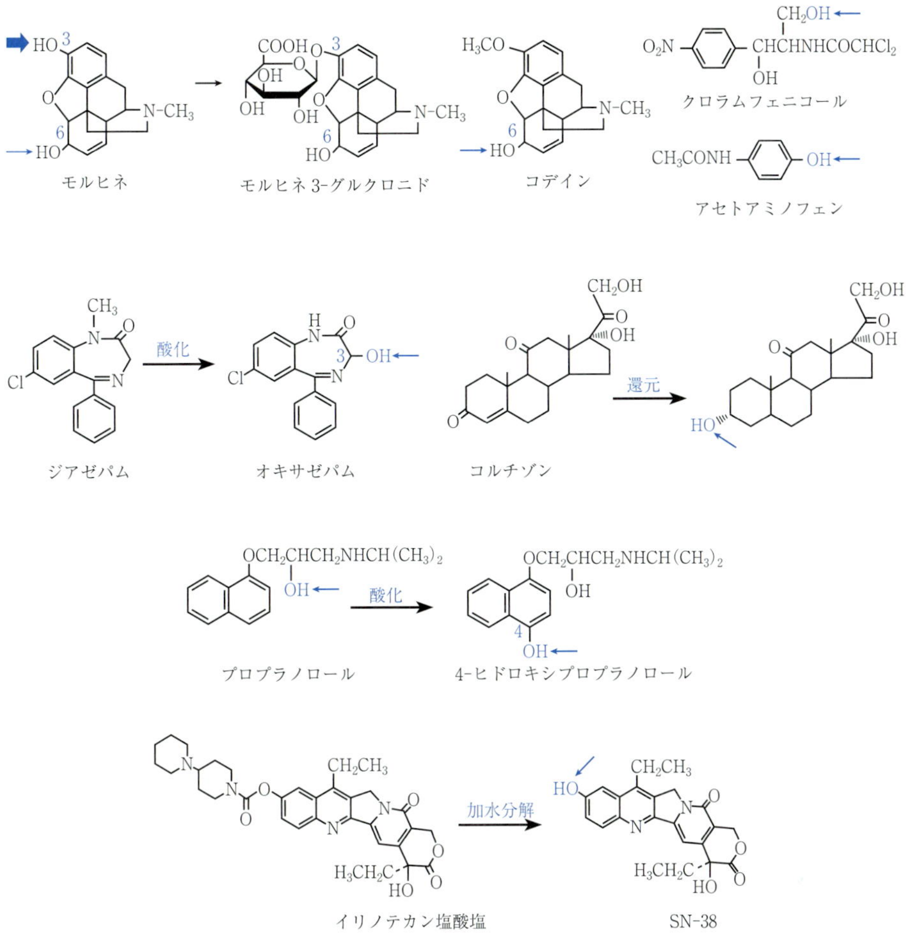

モルヒネ → モルヒネ 3-グルクロニド

コデイン

クロラムフェニコール

アセトアミノフェン

ジアゼパム —酸化→ オキサゼパム

コルチゾン —還元→

プロプラノロール —酸化→ 4-ヒドロキシプロプラノロール

イリノテカン塩酸塩 —加水分解→ SN-38

(b) *O*-エステル型グルクロニド

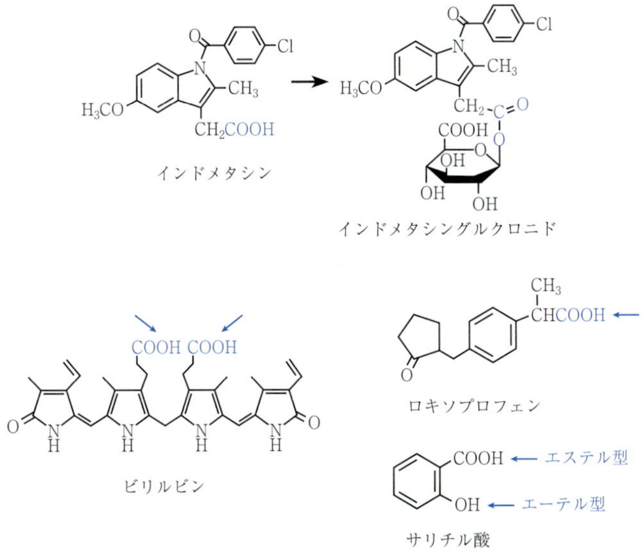

インドメタシン → インドメタシングルクロニド

ビリルビン

ロキソプロフェン

サリチル酸　← エステル型　← エーテル型

図 2.24 グルクロン酸抱合反応の代表例

(c) N-グルクロニド

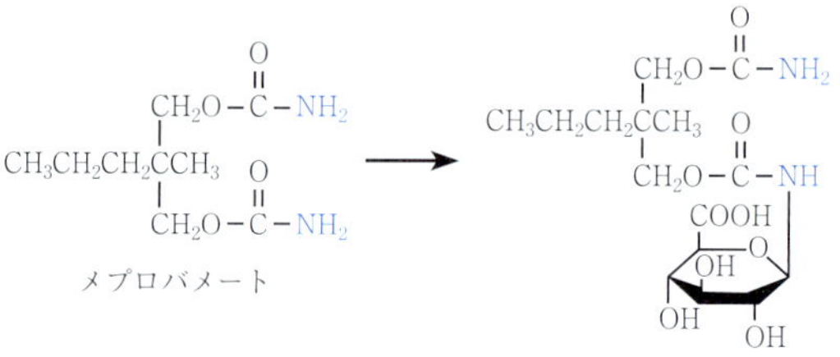

メプロバメート

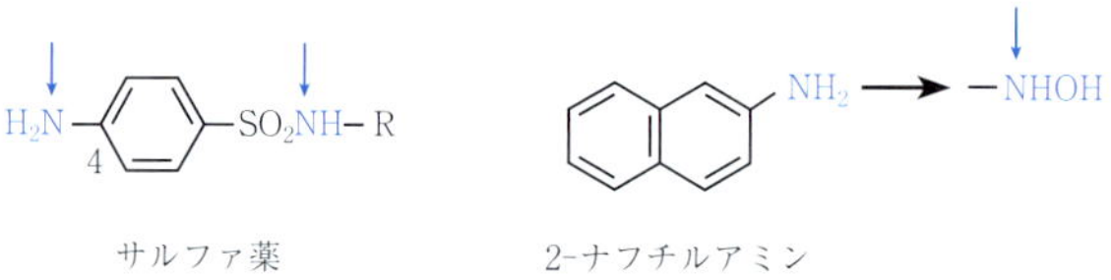

サルファ薬　2-ナフチルアミン

(d) S-グルクロニド

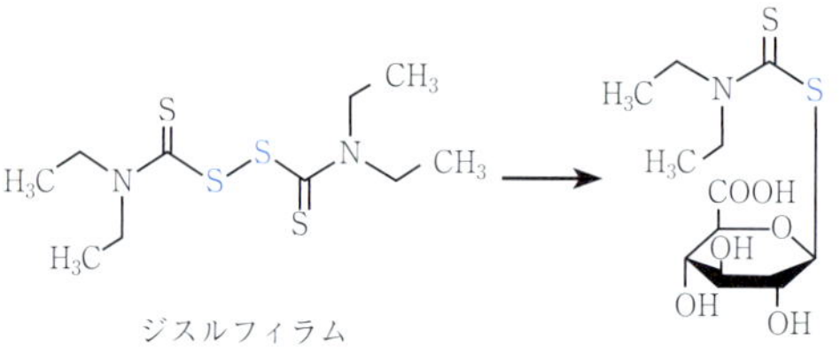

ジスルフィラム

(e) C-グルクロニド

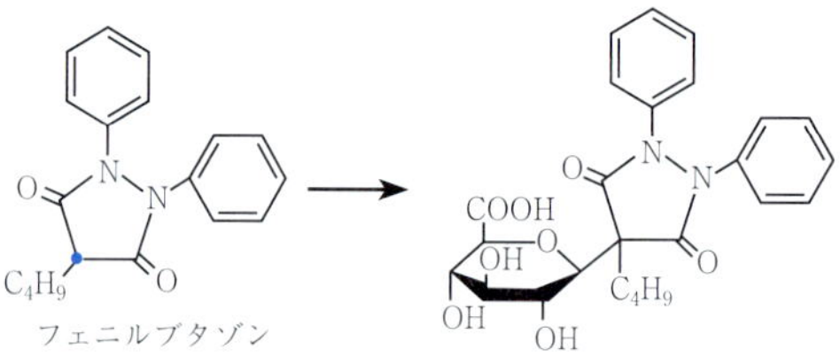

フェニルブタゾン

図 2.24　（続き）

チゾン，イリノテカン塩酸塩の活性代謝物のSN-38の例を図2.24に示した．

なお，ロラゼパムやロルメタゼパムは，もともと3-水酸基を有しており，その部位がグルクロン酸抱合を受ける．くすりの分子がもともと第二相薬物代謝反応を受ける場合も多数存在する．

エステル型グルクロニドとして排泄される化合物としてビリルビンがある．ビリルビンは大部分がジグルクロニドとして胆汁排泄される．ビリルビンの代謝における主要なUGTはUGT1A1である．新生児黄疸は，新生児ではUGTが未発達で，ビリルビンのグルクロン酸抱合が不十分なために起こる（3.1.1項c参照）．フェノバルビタールはUGT1A1を誘導し，グルクロン酸抱合活性を高めることから，新生児黄疸にフェノバルビタールが投与され，その効果が認められている．また，クリグラー・ナジャー症候群（Crigler-Najjar syndrome）やジルベール症候群（Gilbert syndrome）はUGT1A1遺伝子の変異によってビリルビンの抱合能が低下する遺伝子疾患として知られている．インドメタシンは主とし

てグルクロニドとして排泄されるが，胆汁排泄されたグルクロニドは，腸内細菌のβ-グルクロニダーゼにより加水分解され，腸管から再吸収される．**ロキソプロフェン**およびその活性代謝物である *trans*-アルコール体もグルクロン酸抱合を受け尿中排泄される．サリチル酸のように同一分子内に水酸基とカルボキシル基の両方を有するくすりあるいは代謝物の場合は，エーテル型およびエステル型の2種のグルクロン酸抱合体が生成する．

N-グルクロニドはアミノ基，スルホンアミド基，カルバモイル基などの官能基をもつ化合物で認められる．サルファ薬は4-位の芳香族アミノ基がアセチル抱合を受けて排泄されるが，4-位あるいはスルホンアミド基の *N*-グルクロニドも生成する．カルバモイル基を有する**メプロバメート**（抗不安薬）も *N*-グルクロニドとして排泄される．また，2-ナフチルアミンは *N*-水酸化されてヒドロキシルアミン体となった後，*N*-グルクロニドとなるが，これが膀胱で分解して発がん物質（ニトレニウムイオン）が生成する．

ジスルフィラムは体内で還元されてジエチルジチオカルバミン酸となった後，*S*-グルクロニドとして尿中に排泄される．

C-グルクロニドはくすりの炭素にグルクロン酸が結合したもので，その例は少ない．ヒトでは**フェニルブタゾン**でその生成が認められており，4-位の活性メチン部分にグルクロン酸が結合する．*C*-グルクロニドは酸やβ-グルクロニダーゼに対して安定である． **（吉村昭毅・小澤正吾）**

b. 硫酸転移酵素

硫酸転移酵素（スルホトランスフェラーゼ，**SULT**）による第二相薬物代謝反応は，**硫酸抱合**と呼ばれ，くすりやその代謝物の水溶性を高めてより排泄しやすい形に変換する．硫酸抱合は，グルクロン酸抱合反応とともにくすりの水溶性を高める典型的な反応といえる．さまざまなくすりの代謝に関与するSULTは生体内物質の 3′-ホスホアデノシン 5′-ホスホ硫酸（**PAPS**）の硫酸エステル部分をくすりの**アルコール性水酸基**，**フェノール性水酸基**，**アミノ基**，芳香族アミンの ***N*-水酸化体の水酸基**に結合させ，硫酸エステル化を行う酵素である．

p-ニトロフェノールのフェノール性水酸基がSULTの触媒作用により硫酸抱合される例を図2.25に示す．**活性硫酸**とも呼ばれるPAPSはアデノシン三リン酸（ATP）とシステイン由来の硫酸から合成される分子であり（図2.26），SULTの補酵素として働いている．PAPSのことを硫酸エステル基の供与体ともいう．SULTは肝臓をはじめ，腎臓，腸管などの組織の細胞質に存在する．ヒト，ラット，マウスのSULTは約300残基のアミノ酸から構成されている．

SULTによって硫酸エステル化される物質の化学構造は多岐にわたる．くすりの水酸基などを硫酸エステル化するSULT分子種が内因性物質の水酸基を硫酸抱合する場合も多い．ラットの肝臓の細胞質画分から種々の基質の硫酸エステル化を触媒する酵素分子種の精製が行われ，基質の化学構造から，**フェノール（アリール）SULT**，**エストロゲンSULT**，**ヒドロキシステロイド（アルコール）SULT**，**胆汁酸SULT**などに区別されている．グループごとの代表的な基質は，

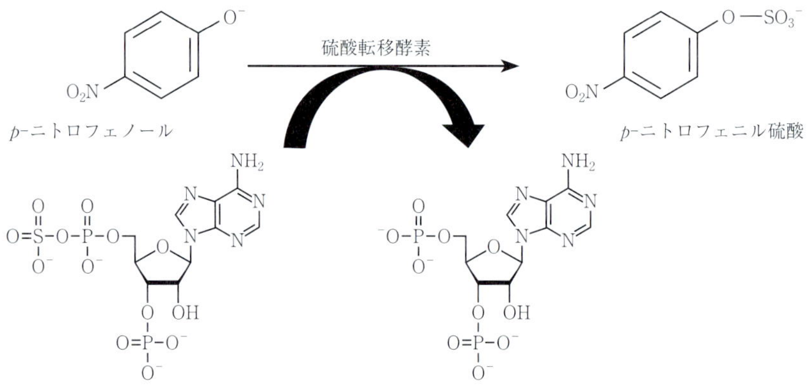

3′-ホスホアデノシン 5′-ホスホ硫酸（PAPS）　　3′-ホスホアデノシン 5′-ホスフェート（PAP）

図 2.25　硫酸転移酵素による *p*-ニトロフェノールの硫酸抱合反応

ATP + 硫酸イオン ⇄（ATP-スルフリラーゼ）アデノシン 5′-ホスホ硫酸 + ピロリン酸

ATP + アデノシン 5′-ホスホ硫酸 ⇄（APS-キナーゼ）PAPS + ADP

図 2.26　3′-ホスホアデノシン 5′-ホスホ硫酸（PAPS）の生合成
ATP：アデノシン三リン酸，ADP：アデノシン二リン酸．PAPS は 2 段階で合成される．本文でも触れているが，1 段階目で ATP と反応する硫酸イオンは，アミノ酸のシステインの硫黄原子に由来する．

フェノール（アリール）SULT では，*p*-ニトロフェノール，ドパミン，甲状腺ホルモンのトリヨードチロニンを硫酸抱合する酵素分子種が知られている．

フェノール（アリール）SULT が代謝に関わるくすりとして，一般医薬品で，リアップやロゲインという商品名で知られる**育毛剤**の成分**ミノキシジル**があげられる．ミノキシジルの硫酸抱合反応はフェノール（アリール）SULT により触媒される．この反応の例は，SULT がくすりを代謝して活性化体に変換する貴重な例である．**アセトアミノフェン**（解熱鎮痛薬・抗炎症薬）は *p*-ヒドロキシアセトアニリドであり，ベンゼン環にフェノール性の水酸基が結合している．この水酸基は硫酸抱合，グルクロン酸抱合を受けやすく，アセトアミノフェンはフェノール SULT の典型的な基質となるくすりの一つである．最初に述べたように SULT はくすりの水酸化体のような代謝物に硫酸エステル化を行うことによってその水溶性を高めて，解毒的に体外に排泄しやすくするので，基質になるくすりの代謝物の例はきわめて多い．フェノール（アリール）SULT で硫酸抱合される基質の例と，硫酸抱合が起こる部位を図 2.27 に示した．

エストロゲン SULT の基質は**エストロン**や**エストラジオール**であり，ヒドロキシステロイド（アルコール）SULT の基質は**リトコール酸**，**デオキシコール酸**などの胆汁酸，および**デヒドロエピアンドロステロン**である．エストロゲン SULT とヒドロキシステロイド（アルコール）SULT の基質と，硫酸抱合が起こ

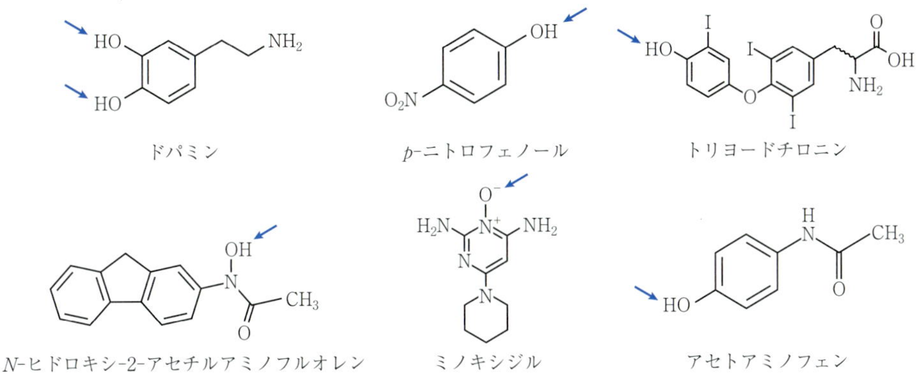

図 2.27 フェノール（アリール）硫酸転移酵素で硫酸抱合される基質と抱合部位
抱合部位を→で示す．

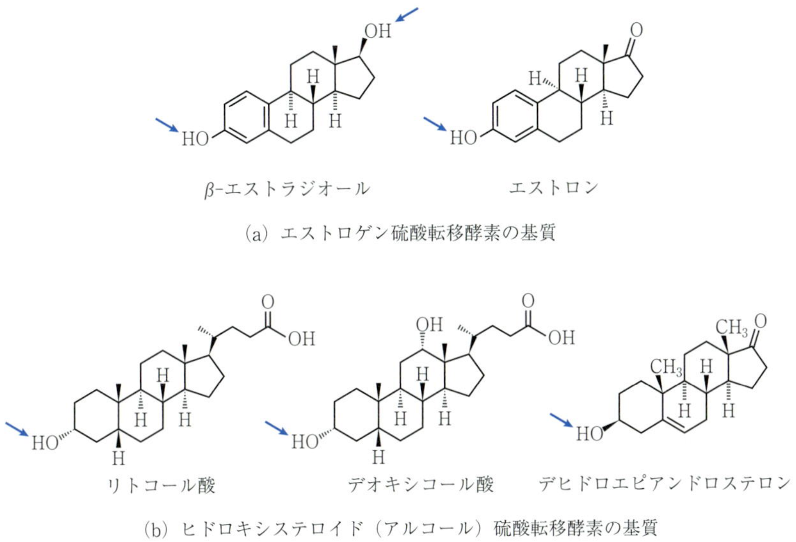

(a) エストロゲン硫酸転移酵素の基質

(b) ヒドロキシステロイド（アルコール）硫酸転移酵素の基質

図 2.28 エストロゲン硫酸転移酵素およびヒドロキシステロイド（アルコール）硫酸転移酵素／胆汁酸硫酸転移酵素の基質と抱合部位
現在ではデヒドロエピアンドロステロンが典型的基質とされているヒドロキシステロイド（アルコール）硫酸転移酵素がリトコール酸やデオキシコール酸などの胆汁酸の硫酸抱合に関わることが明確になっている．抱合部位を→で示す．

る部位を図 2.28 に示した．

　ヒドロキシステロイド（アルコール）SULT と胆汁酸 SULT という命名は，ラットなどの実験動物の肝臓から酵素タンパク質を精製したときに活性の指標として用いた基質の名前によっていた．後に，ヒドロキシステロイド（アルコール）SULT と胆汁酸 SULT は全く同じ酵素であることが判明した．反対に，異なる SULT 分子種であっても基質特異性が重なりを示すことが明らかになった．現在では各 SULT に対応する cDNA の配列を解読して解明された一次構造の類似性によって分類されている．すなわち，硫酸転移酵素およびその遺伝子はそれぞれアルファベット 4 文字の立体で SULT，イタリック体で *SULT*（いずれも sulfotransferase の略）と表記される． **（小澤正吾）**

c. グルタチオン S-転移酵素

グルタチオン S-転移酵素（グルタチオン抱合酵素，グルタチオン S-トランスフェラーゼ，**GST**）は，**グルタチオン（GSH）**存在下，親電子性中間体に GSH 抱合を行う．具体的には，構造中にハロゲン，エポキシド，α, β-不飽和アルデヒド，イソチオシアネートなどをもつ求核剤による攻撃を受けやすい親電子剤に GSH のスルフヒドリル（チオール）基を求核的に置換（タイプ1）あるいは付加（タイプ2）する **GSH 抱合反応**を触媒する（図 2.29 (a)，(b)）．親電子性中間体は，さまざまなくすりが薬物代謝酵素により代謝されて生じることが多く，GST は，薬物による毒性の解毒に働く酵素として重要である．この GSH 抱合反応は GSH 抱合体を細胞外へ輸送する前段階として，多くのくすりの解毒・排泄に関与する．ここで生成した GSH 抱合体はそのまま胆汁中に排泄されるか，あるいはグルタミン酸とグリシンが順次酵素的に加水解されシステイン抱合体となり，これがアセチル転移酵素（2.2.3 項 d 参照）により N-アセチル化され，N-アセチルシステイン抱合体（メルカプツール酸）の形で尿中に排泄される（図 2.30）．また，本酵素は GSH 抱合活性のほか，① **ステロイドホルモン**に対する**イソメラーゼ（異性体酵素）活性**（タイプ3）（図 2.29 (c)），② 脂肪酸や低分子有機化合物のヒドロペルオキシドをそれぞれのアルコール体へ還元・無毒化する **GSH ペルオキシダーゼ活性**（タイプ4）（図 2.29 (d)），③ ビリルビン，胆汁酸のような有機陰イオン化合物や発がん物質などの結合タンパク質としての働きを併せ持つことも知られている．

GST は基質特異性が異なるアイソザイムが多数存在している．GST は生体内のあらゆる組織の，主として細胞質に分布している．また，**細胞質性 GST** のほかに，小胞体に存在するタイプの**膜結合性 GST** も存在する．

生体組織中で総 GST 活性が最も高いのは，くすりの代謝の主要臓器である肝臓である．ラットやヒトの肝では，可溶性タンパク質の約 3～5% を占めるほど大量に存在する．ヒト，ラットおよびマウスの種々の臓器・組織に存在する GST 分子種は多数知られ，これらは構成サブユニットのアミノ酸の一次構造の相同性（類似性）によって動物種を越えて，Alpha（A），Mu（M），Pi（P），Theta（T），Kappa（K），Sigma（S），Zeta（Z），Omega（O）クラスの細胞質性 GST と，**ミクロソーム GST（MGST）**に分類されている．個々の GST サブユニットの命名は，ヒトは hGSTA，ラットは rGSTA，マウスは mGSTA というように，所属するクラス名にその分子種の由来となる動物種を小文字のアルファベットで示す．また，クラス名の後には hGSTA1，hGSTA2 のように同一クラスで発見された順番にサブユニットを算用数字で示す．したがって，hGSTA1 と hGSTA2 サブユニットから構成されるホモあるいはヘテロ二量体の GST 分子種は，hGSTA1-1，hGSTA1-2，hGSTA2-2 のように示す．

主な GST 分子種の基質特異性

① Alpha クラス： 酵素活性を示す GSTA1-1 および GSTA1-2 は，GSH 抱合活性のほか，有機過酸化物に対する GSH ペルオキシダーゼ活性を示し，また，

(a) タイプ1: 求核置換反応

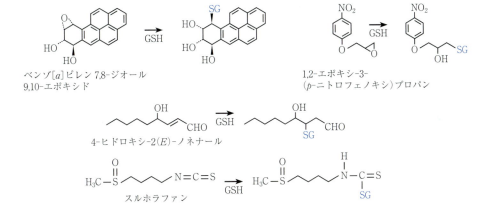

(b) タイプ2: 求核付加反応

(c) タイプ3: 異性化反応

(d) タイプ4: 還元反応

図2.29 グルタチオン S-転移酵素によるグルタチオン抱合とその他の反応

有機陰イオンの結合タンパク質（**リガンジン**）としての機能も併せ持つ．

② Mu クラス： M1，M2，M3，M4，M5 のサブユニットが知られている．中でも GSTM1-1 はベンゾ[a]ピレンなどの種々の**がん原性多環芳香族炭化水素**が代謝的に活性化されて生じる**究極発がん物質**であるジオールエポキシドの主要

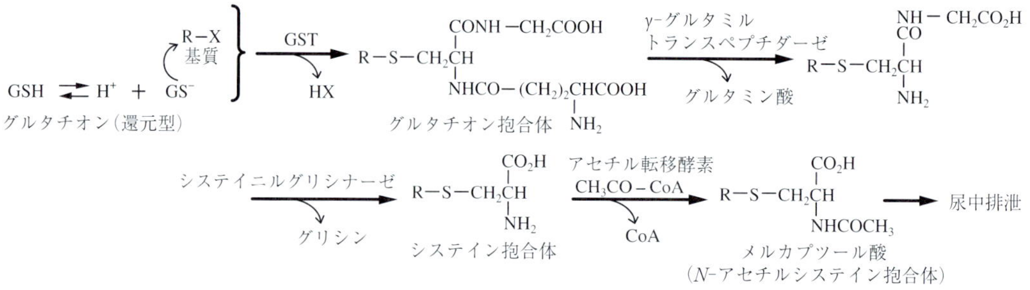

図 2.30 グルタチオン抱合体からメルカプツール酸が生成するステップ

な解毒酵素である（図 2.29 参照）．また，この GSTM-1 には遺伝子多型が存在し，東洋人や欧米人の約 50% がこの遺伝子を欠損（*GSTM1*0*）している．

③ Pi クラス： ホモ二量体（GSTP1-1）として酵素機能を示す．ベンゾ[*a*]ピレンの究極発がん物質ジオールエポキシド体の GSH 抱合を触媒する（図 2.29 参照）．また，ラット肝の GSTP は，肝の化学発がん過程で生ずる過形成結節および肝がん細胞において顕著に発現誘導（正常肝の 50〜100 倍）されることから，優れた腫瘍マーカーである．また，ヒトの GSTP は，ヒト大腸がんや胃がん，胆嚢がんのマーカーとしても注目されている．

④ Theta クラス： T1 および T2 のサブユニットが知られ，GSTT1-1 はオレフィンエポキシドに対する GST 抱合活性のほかに，ジクロロメタンや 1,2-ジハロアルカンの代謝的活性化を引き起こす．また，本分子種には遺伝子欠損（*GSTT1*0*）が知られ，その頻度には欧米人（16〜20%）と東洋人（60〜65%）で人種差が認められている．

⑤ Zeta クラス： ホモ二量体酵素（GSTZ1-1）として機能している．GSTZ1-1 は塩素処理水道水中に含まれるジクロロ酢酸など，各種のジハロ酢酸類の GSH 抱合解毒反応に関与する（図 2.29 参照）．これらはラットやマウスの肝発がん物質である． 　　　　　　　　　　　　　　　　　　　　　　（平塚　明・小澤正吾）

d. アセチル転移酵素

くすりの代謝に関与するアセチル転移酵素（アセチルトランスフェラーゼ）は，アセチル補酵素 A（acetyl-coenzyme A：アセチル CoA）のアセチル基をくすりの芳香族アミン（アリルアミン）やヒドラジン類に結合させる酵素である．アセチル CoA は生存に必須な小分子であり，そのアセチル基をくすりのアミノ基に抱き合わせるように結合させてアミド基に変えている．そのため，この反応は抱合反応の一つに数えられている．すなわちアセチル転移反応で，アセチル CoA はアセチル転移酵素の補酵素として働いている．主にアミノ基にアセチル基を結合させることから，酵素の分類においては，アリルアミン *N*-アセチル転移酵素と呼ばれることもある．この "*N*-" はアミノ基の窒素原子のことを指しており，窒素原子にアセチル基が結合する反応を触媒する酵素という意味である．したがって，この反応は *N*-アセチル化反応とも呼ばれる．アセチル転移酵素は *N*-アセチル転移酵素（*N*-acetyltransferase）の頭文字から NAT と表記され

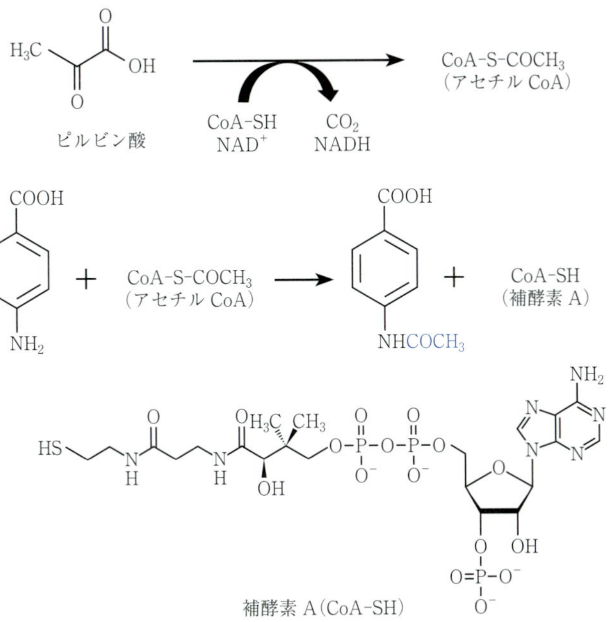

図 2.31 アセチル転移酵素の典型的反応と補酵素 A の構造

ることが多い.

　p-アミノ安息香酸を例にした典型的な反応を図 2.31 に示す．補酵素 A は単に"CoA"と略してもよいが，図 2.31 の *p*-アミノ安息香酸の *N*-アセチル化反応の図のアセチル CoA は CoA-S-COCH$_3$ と記した．実際，補酵素 A の構造式の末端のスルフヒドリル（チオール）基（-SH）はアセチル基が結合する重要な部位なので，"-SH"をつけて CoA-SH と表記されることが多い．

　アセチル CoA の生合成とともに，アセチル転移酵素は肝臓をはじめ，腎臓，腸管，膀胱，皮膚など多くの組織の可溶性画分（細胞質）に存在し，ヒト，ウサギ，ラット，ハムスターのアセチル転移酵素は約 300 残基のアミノ酸から構成されている．これらの動物種はアミノ酸配列が互いに似ている 2 つのアイソザイム，NAT1 と NAT2 をもっている．

　ヒトの NAT1 の典型的基質は *p*-アミノ安息香酸であるのに対し，ヒトのNAT2 の典型的基質はスルファメタジン（抗菌薬）やイソニアジド（抗結核薬）である．ヒトの NAT2 遺伝子には一塩基多型（SNP，スニップ）による個体差もあり，その違いが原因で NAT2 の発現量に個体差が生じる．このような事象を薬物代謝酵素の遺伝的多型という．NAT2 の遺伝的多型が原因で肝 NAT2 の量がきわめて少ないヒトがいるので，くすりによってはアセチル化の能力に配慮することが必要となる．

　アセチル転移酵素が代謝するくすりで重要なものとしてイソニアジドや *p*-アミノサリチル酸，サルファ薬であるスルファメトキサゾール（トリメトプリムとの合剤として用いられる），抗不整脈薬のプロカインアミド，降圧薬のヒドララジンがあげられる（図 2.32）．

(a) 芳香族アミン類 (b) ヒドラジン類

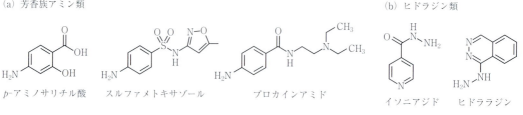

p-アミノサリチル酸　　スルファメトキサゾール　　プロカインアミド　　イソニアジド　　ヒドララジン

図 2.32　アセチル転移酵素による代謝を受けるくすり

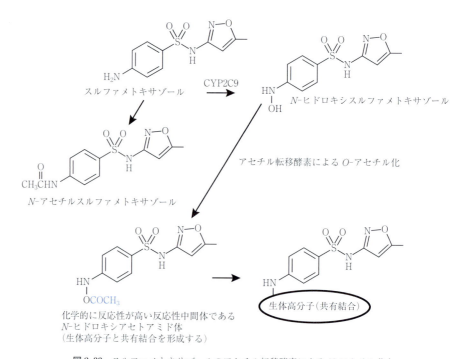

図 2.33　スルファメトキサゾールのアセチル転移酵素による N-アセチル化と
N-水酸化, O-アセチル化による代謝活性化経路

　アセチル転移酵素は N-アセチル化だけではなく, **N-ヒドロキシ芳香族アミン**の酸素原子にアセチル基を結合させる反応も触媒する. この反応は酸素原子にアセチル基が結合しているので **O-アセチル化**と呼ばれるが, この過程は **O-アセチル転移反応**ともいえる.

　図 2.33 にスルファメトキサゾールの尿中代謝物を生じる N-アセチル化経路とそれ以外の代謝経路を示す. スルファメトキサゾールの N-アセチル化経路はくすりの活性を失わせる, あるいは排泄の経路と考えられる. 芳香環を含む構造を R とするとき, R-NH_2 の 1 つの N-H 結合に 1 つの酸素原子が添加される反応は **N-水酸化反応**と呼ばれ, この反応はシトクロム P-450 により触媒される (2.2.2 項 a (v) 参照). スルファメトキサゾールではシトクロム P-450 のうち, **CYP2C9** がこの反応を行う. 生成した **N-ヒドロキシスルファメトキサゾール**はアセチル転移酵素により O-アセチル化され, **N-ヒドロキシアセトアミド (アシルヒドロキサム酸)** に変換される. 芳香族 N-ヒドロキシアセトアミドは一般に

化学的に反応性が高く，DNAやタンパク質といった生体高分子と**共有結合**して，くすりの毒性につながる．くすりの専門家に必須の知識である．

アセチル転移酵素はアセチル基の抱合であるため，必ずしもくすりや生体外異物の極性を高める反応ではない．しかし，くすりの薬理活性を低下させ，尿中に排泄されやすい代謝物に変換する過程の一つを担うことがアセチルトランスフェラーゼの役割の一つである．一方，くすりを化学的に反応性が高い代謝物に変換し，くすりの毒性発現の役割を果たすこともある．一つの酵素分子種が多様な反応を触媒する点でも，特徴のある薬物代謝酵素の一つであるといえる．

〈小澤正吾〉

e. アミノ酸抱合酵素系

アミノ酸抱合は，くすりの分子の中にあるカルボキシル基，あるいはくすりのアルデヒド基が酸化されて生じたカルボキシル基と，アミノ酸のアミノ基が酵素的に**アミド結合**を形成する反応である．哺乳動物では，主に肝臓で起こるが，くすりによっては腎臓でも起こる．

くすりのうち，芳香族カルボン酸，アリル酢酸や胆汁酸などが主にアミノ酸抱合を受けてから排泄される．2.2.3項aで述べたように，カルボキシル基をもつくすりは，グルクロン酸抱合も受ける．くすりが生体内でアミノ酸抱合を受けるか，グルクロン酸抱合を受けるか，どちらの抱合反応を受けるかは，2つの抱合酵素の基質特異性やくすりの体内濃度によって決まる．

アミノ酸抱合に利用されるアミノ酸は，動物種とくすりの構造によって異なる．ヒトをはじめ多くの動物で最も一般的に利用されるアミノ酸は**グリシン**である．ヒトでは**グルタミン**や**タウリン**も利用されるが，これらのアミノ酸で抱合されるくすりは，それぞれアリル酢酸や胆汁酸などで，グリシン抱合に比べその数は少ない．

多くの抱合反応では，あらかじめ活性化された供与体（たとえばグルクロン酸抱合におけるUDPGAや，硫酸抱合におけるPAPSなど）が，基質であるくすりと反応する．一方，アミノ酸抱合では基質であるくすりのカルボキシル基が活性化されてアミノ酸と反応する点が特徴である．

反応は以下に示す2段階で進行する．

$$\text{R-COOH} + \text{ATP} + \text{CoA-SH} \longrightarrow \text{R-CO-S-CoA} + \text{AMP} + \text{PPi} + \text{H}_2\text{O} \quad (1)$$

$$\begin{aligned}&\text{R-CO-S-CoA} + \text{H}_2\text{N-CH(R')-COOH} \\ &\longrightarrow \text{R-CO-NH-CH(R')-COOH} + \text{CoA-SH}\end{aligned} \quad (2)$$

第1段階目は，ATPおよびCoA存在下でくすりのカルボキシル基が活性化されて，アシルCoA誘導体が生成する反応で，**酸：CoAリガーゼ**により引き起こされる．第2段階目は，アシルCoA誘導体がアミノ酸のα-アミノ基と反応してアミド結合を形成する反応で，**アシルCoA：アミノ酸N-アシル転移酵素**によって触媒される．アミノ酸抱合でどのアミノ酸が基質になるかという特異性は，主に

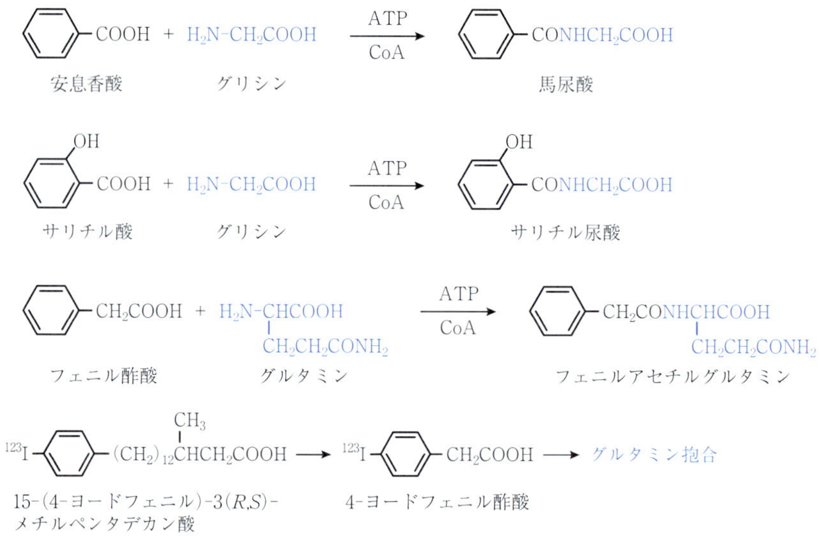

図 2.34 芳香族カルボン酸やアリル酢酸類のアミノ酸抱合

アシル CoA：アミノ酸 N-アシル転移酵素によって決まる．

　芳香族カルボン酸やアリル酢酸類など，多くのくすりのアミノ酸抱合を触媒する CoA リガーゼと N-アシル転移酵素は，いずれもミトコンドリアに局在する．一方，胆汁酸のアミノ酸抱合は，芳香族カルボン酸やアリル酢酸類の抱合酵素とは異なる酵素群によって触媒される．胆汁酸の CoA リガーゼは小胞体膜（ミクロソーム画分）に存在し，N-アシル転移酵素は細胞質（可溶性画分）に存在する．

　代表的なアミノ酸抱合の例を図 2.34 に示す．安息香酸はグリシン抱合を受け，馬尿酸となり尿中に排泄される．少量の摂取ではほとんどグリシン抱合体として排泄されるが，多量に摂取するとグルクロン酸抱合体の割合が増加する．これはグルクロン酸転移酵素に比べ，グリシン抱合酵素が安息香酸で容易に飽和されるためである．また，体内で代謝されて安息香酸に変換されるトルエンやベンジルアルコールも最終的に馬尿酸に変換される．サリチル酸は主としてグリシン抱合体として排泄されるが，エーテル型およびエステル型グルクロニドとしても排泄される（2.2.3 項 a 参照）．

　フェニル酢酸の場合，ヒトでは主にグルタミン抱合を受けて排泄される．フェニルアラニン水酸化酵素の異常によりフェニルアラニンがチロシンに変換されないフェニルケトン尿症の患者では，フェニルアラニンからフェニル酢酸の生成反応が増加するため，フェニル酢酸のグルタミン抱合体の尿中排泄量が増加する．また，心疾患診断薬の放射性薬品 15-(4-ヨードフェニル)-3(R, S)-メチルペンタデカン酸は，体内で α および β 酸化を受けて 4-ヨードフェニル酢酸に代謝された後，グルタミン抱合を受けて尿中に排泄される．

　肝臓で生じる主要な胆汁酸，コール酸（一次胆汁酸と呼ばれる）は，そのほとんどがグリシン抱合体（グリココール酸）およびタウリン抱合体（タウロコール酸）として胆汁中に排泄される（図 2.35）．健常成人では，グリシン抱合とタウ

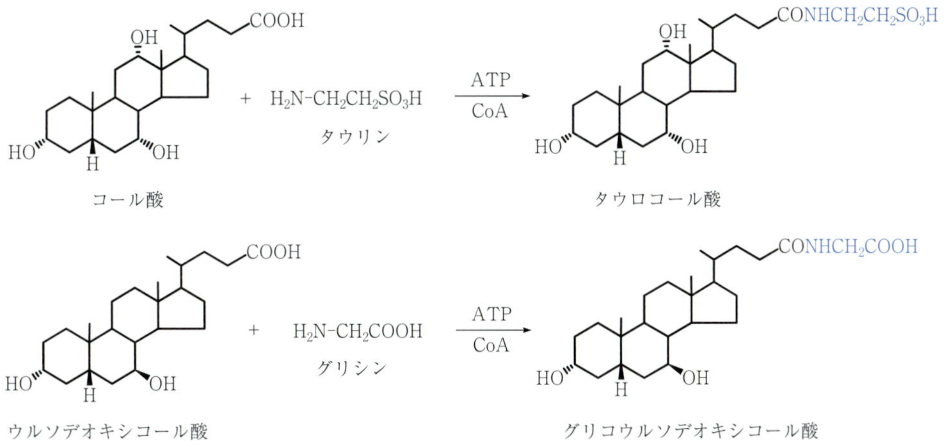

図 2.35 胆汁酸のアミノ酸抱合

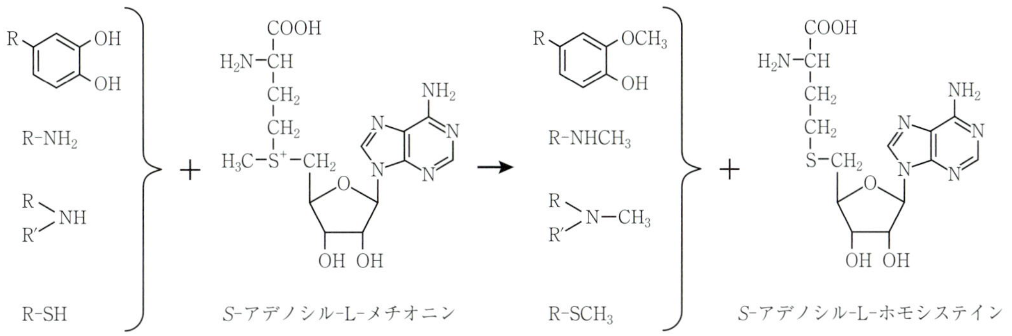

図 2.36 生体内 O, N, S-メチル化反応

リン抱合の比率はおよそ3:1から4:1である．また，胆汁排泄された**一次胆汁酸**は**腸肝循環**され，この際，腸内細菌により加水分解（脱抱合）や還元（水酸基の脱離）を受け，デオキシコール酸やリトコール酸などの**二次胆汁酸**に変換される．同様に胆汁酸の一種である利胆薬**ウルソデオキシコール酸**もアミノ酸抱合を受ける．

ヒトでのアミノ酸抱合活性は成長，発育に伴って変化することが知られている．胎児や新生児におけるグリシン抱合活性はグルクロン酸抱合活性と同様に著しく低い．成長に伴う代謝能の変化については 3.1.1 項で詳しく述べる．

なお，アミノ酸抱合のうちでもフェニル酢酸のグルタミン抱合は，ヒトを含む霊長類の旧世界ザル以上の動物にしか認められないことが特徴的である．

（吉村昭毅・小澤正吾）

f. その他の抱合酵素

（i）メチル抱合

メチル抱合はくすりの水酸基，アミノ基，スルフヒドリル（チオール）基が**メチル基転移酵素**（メチルトランスフェラーゼ）によりメチル化され，それぞれ O-メチル化体，N-メチル化体，S-メチル化体が生成する反応である（図 2.36）．

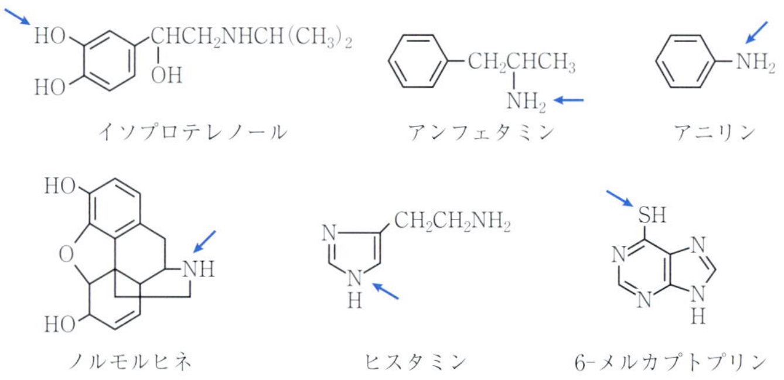

図 2.37 メチル抱合反応

メチル抱合におけるメチル供与体は，いずれの場合も**メチオニン**と **ATP** から生じる **S-アデノシル-L-メチオニン**（活性メチオニン）である．この反応を触媒するメチル基転移酵素には，基質特異性の異なる複数の酵素が存在する．

メチル化はカテコールアミンや**ヒスタミン**などの生体内の生理活性物質の生合成や代謝において重要な反応であるが，メチル抱合を受けるくすりの例も多数ある．

O-メチル化反応は主に**ノルエピネフリン**や**エピネフリン**のような内因性カテコールアミン類やイソプロテレノールのようなカテコール構造をもつくすりでみられる．この反応を触媒する酵素は，**カテコール O-メチル転移酵素**（カテコール O-メチルトランスフェラーゼ，**COMT**）で，肝臓，脳，赤血球など，各種組織に広く分布している．細胞内では主に細胞質（可溶性画分）に存在するが，膜に結合している酵素もある．エピネフリンなどのカテコールアミン類は，主にそのカテコール核のメタ位（3-位）の水酸基がメチル化され，生理活性を失う．COMT には遺伝的多型が認められているが，その遺伝子変異と疾患の発症や副作用との関連については 3.1.2 項 f で述べる．

N-メチル化反応は**ヒスタミン N-メチル転移酵素**（ヒスタミン N-メチルトランスフェラーゼ）や**インドールエチルアミン N-メチル転移酵素**（インドールエチルアミン N-メチルトランスフェラーゼ）により触媒される．ヒスタミン N-メチル転移酵素はヒスタミンに特異性が高く，ヒスタミンの重要な不活性化反応である N-メチル化反応を引き起こす．一方，インドールエチルアミン N-メチル転移酵素は細胞質に存在する酵素で，基質特異性が低く，セロトニンなどの生体アミンのみならず，さまざまなくすりに対して作用する．**アンフェタミン**，**ノルモルヒネ**，**アニリン**はこの酵素により，それぞれメタンフェタミン，モルヒネ，N-メチルアニリンに変換される（図 2.37）．

S-メチル化反応は**チオプリン S-メチル転移酵素**（チオプリン S-メチルトランスフェラーゼ，**TPMT**）と**チオール S-メチル転移酵素**（チオール S-メチルトランスフェラーゼ，**TMT**）により引き起こされる．TPMT は肝臓，腎臓，赤血球，白血球などに存在し，細胞内では細胞質（可溶性画分）に局在する．白血病治療や臓器移植時に投与される**チオプリン系化合物**および**チオピリミジン系化合物**

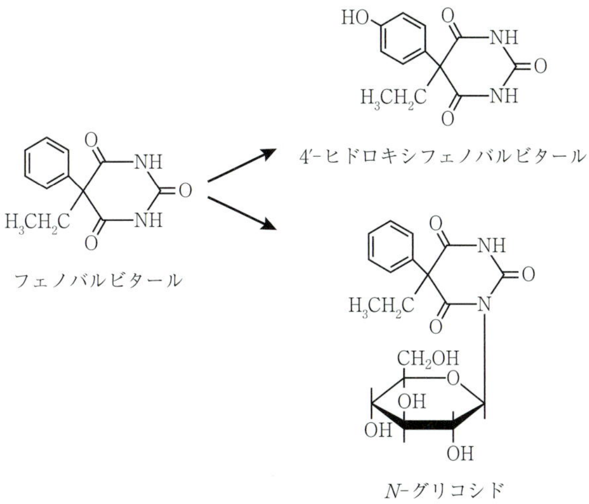

図 2.38 グルコース抱合反応

(**6-メルカプトプリン，アザチオプリン，6-チオグアニン**など) の芳香族チオールやヘテロサイクリックチオールのくすりを基質とする．TPMT による S-メチル化は，これらのくすりの重要な不活性化反応の一つである．TPMT には遺伝的多型が認められており，遺伝子変異による活性の低下と 6-メルカプトプリンやアザチオプリンの副作用との関連がある (3.1.2 項 e 参照)．一方，TMT は主として小胞体膜 (ミクロソーム画分) に局在する酵素で，基質特異性が低く，種々の脂肪族チオールや芳香族チオール化合物をメチル化する．**ジスルフィラム**は生体内で還元された後，主にグルクロン酸抱合を受け排泄されるが (2.2.3 項 a 参照)，メチル転移酵素により S-メチル化も受ける．ジスルフィラムはヒト肝の TPMT と TMT の両方の基質となる．

(ii) グルコース抱合

糖を付加する抱合反応として，グルクロン酸抱合のほかに**グルコース抱合**がある．グルコース抱合はくすりの水酸基やアミノ基にグルコースが結合する反応で，グルコース転移酵素により引き起こされる．グルコース供与体は UDP-グルコースである．グルコース抱合は植物や昆虫における抱合反応としてよく知られている．ヒトを含め哺乳動物ではグルクロン酸抱合が主であり，グルコース抱合を受ける例は少ない．ヒトにおいてグルコース抱合を受けるくすりとして，**フェノバルビタール，アモバルビタール**があげられる．フェノバルビタールは 4′-ヒドロキシフェノバルビタールに代謝されるほかに，投与量の約 20～30% が N-グリコシドとして尿中に排泄される (図 2.38)．

(iii) チオシアン合成

生体内におけるシアンイオン (CN^-) の重要な解毒反応の一つである．大部分のシアンイオンは肝臓や腎臓でチオ硫酸塩 ($S_2O_3^{2-}$) と反応して毒性の低いチオシアン酸イオン (SCN^-) に変換される．この反応を引き起こす酵素は**ロダネーゼ (チオ硫酸硫黄転移酵素)** で，チオ硫酸イオンの硫黄をシアンイオンに転移

する.

$$CN^- + S_2O_3^{2-} \longrightarrow SCN^- + SO_3^{2-}$$

青酸（シアン）中毒の解毒には，チオ硫酸ナトリウムを静脈注射し，この反応を促進させる方法がとられる． （吉村昭毅・小澤正吾）

2.3 過去の国家試験出題例

【問1】 薬物代謝に関する以下の記述の正誤とその理由を述べよ．
1) グルクロン酸抱合にはUDP-グルクロン酸が必要である．（国試100回, 問43）
2) フェニルエチルエーテルは，体内でフェノールとホルムアルデヒドに代謝される．（国試88回, 問92）
3) 第Ⅰ相反応では，酸化，還元，加水分解により官能基が導入あるいは生成される．（国試92回, 問83）
4) 代謝により極性の増大した薬物は，排泄されにくくなる．（国試93回, 問155）
5) グルクロン酸抱合活性は主に細胞のミクロソーム画分に存在する．（国試100回, 問43）
6) 一般に，アセチル抱合反応後の薬物の水溶性は低下する．（国試101回, 問43）

【問2】 次の薬物（左）とその活性代謝物（右）との対応の記述の正誤とその理由を述べよ．
1) プリミドン　　　　　フェニトイン　　　　　　（国試90回, 問157）
2) アミトリプチリン　　ノルトリプチリン　　　　（国試90回, 問157）
3) イミプラミン　　　　デシプラミン　　　　　　（国試90回, 問157）
4) コデイン　　　　　　モルヒネ　　　　　　　　（国試91回, 問156）
5) モルヒネ　　　　　　モルヒネ-6-グルクロニド（国試102回, 問167）
6) サラゾスルファピリジン　5-アミノサリチル酸　（国試102回, 問167）

【問3】 次の化学物質（左）とその代謝的活性化に関与する酵素（右）との対応の記述の正誤とその理由を述べよ．
1) フェナセチン　　　シトクロムP450　　　　　　（国試96回, 問79）
2) ジクロルボス　　　アセチルコリンエステラーゼ（国試96回, 問79）
3) コカイン　　　　　β-グルクロニダーゼ　　　　（国試96回, 問79）
4) 2-アミノフルオレン　N-アセチルトランスフェラーゼ（国試96回, 問79）

【問4】 抱合反応に関する以下の記述の正誤とその理由を述べよ．
1) イソニアジドのslow acetylator群では，rapid acetylator群に比べてN-アセチルイソニアジドの生成率が増大する．（国試90回, 問160）
2) UDP-グルクロノシルトランスフェラーゼ（UGT）により生成するグルク

ロニドは，すべて β 体である．（国試 93 回，問 93）
3) 生成したグルタチオン抱合体は，さらにメルカプツール酸へと代謝されて尿中に排泄される．（国試 93 回，問 93 改変）
4) 安息香酸は，グリシン抱合を受けて馬尿酸として排泄される．（国試 93 回，問 93 改変）
5) 肝臓において抱合代謝を受け，胆汁中に排泄された薬物は，一般に分子量が大きく親水性が高いので，すべて糞便中へ排泄される．（国試 98 回，問 169）

【問 5】 薬物代謝酵素に関する以下の記述の正誤とその理由を述べよ．
1) 飲酒や喫煙習慣は，薬物代謝能に影響を与える．（国試 89 回，問 98）
2) ヒト胎児の肝臓には薬物代謝能はない．（国試 89 回，問 98 改変）
3) 薬物代謝酵素は，ミクロソーム画分のみに存在している．（国試 91 回，問 156）
4) 薬物代謝は肝臓や小腸以外の臓器でも行われている．（国試 92 回，問 154 改変）

【問 6】 シトクロム P450 に関する以下の記述の正誤とその理由を述べよ．
1) 薬物を解毒するシトクロム P450 の分子種は，がん原物質を活性化することはない．（国試 86 回，問 95）
2) シトクロム P450 には多数の分子種が存在し，基質特異性が高い．（国試 92 回，問 154）
3) シトクロム P450 のうち，ヒトにおける肝臓内存在量が最も多いのは CYP3A4 である．（国試 92 回，問 154）
4) シトクロム P450 の分子種のうち，CYP3A4 は最も多くの薬物を代謝する．（国試 93 回，問 155）
5) 胎盤にはシトクロム P450 等の薬物代謝酵素が発現し，胎児の未発達な代謝能力を補っている．（国試 97 回，問 267）
6) 異物の代謝には，主としてミトコンドリアのシトクロム P450 が関与する．（国試 96 回，問 81）

【問 7】 シトクロム P450 の反応機構に関する以下の記述の正誤とその理由を述べよ．
1) シトクロム P450 は，一酸化炭素が結合すると失活する．（国試 84 回，問 93）
2) シトクロム P450 はヘムタンパク質の一種であり，その分子内の鉄は薬物の酸化過程で 3 価を保っている．（国試 84 回，問 93）
3) シトクロム P450 が 1 分子の薬物に酸素原子を 1 個添加するのに 2 個の電子を必要とする．（国試 86 回，問 95）
4) シトクロム P450 による基本的な代謝様式は，加水分解である．（国試 91 回，問 156）
5) パラチオンからパラオキソンへの変換は，シトクロム P450 による脱硫反

応である．（国試 96 回，問 81）

【問 8】 抱合酵素に関する以下の記述の正誤とその理由を述べよ．
1) グルクロン酸抱合では，UDP-α-D-グルクロン酸が供与体となる．（国試 87 回，問 92）
2) 硫酸抱合では，コンドロイチン硫酸が供与体となる．（国試 87 回，問 92）
3) グルタチオン抱合では，基質の電子密度が低い部分にグルタチオンが結合する．（国試 87 回，問 92）
4) アミノ酸抱合では，カルボン酸のカルボキシル基が CoA と結合して活性化される．（国試 87 回，問 92）
5) フェノールとトルエンのうち，代謝されてグリシン抱合を受けるのはフェノールである．（国試 98 回，問 22 改）

【問 9】 腸内細菌による代謝に関する以下の記述の正誤とその理由を述べよ．
1) ほ乳類の腸内細菌による主な薬物代謝反応は，還元と加水分解である．（国試 83 回，問 98 改変）
2) 腸内細菌による異物代謝では，β-グルクロニダーゼが主役を担う．（国試 84 回，問 94 改変）
3) 腸肝循環では，胆汁中に排泄された異物が抱合型のまま再び吸収される．（国試 86 回，問 92）
4) 腸内細菌は，ニトロ基の還元反応に関与する．（国試 96 回，問 81）

解答例
【問 1】
1) 正，2) 誤，フェニルエチルエーテルは，体内でフェノールとアセトアルデヒドに代謝される．3) 正，4) 誤，通常代謝物の極性が増大し，水溶性が増すと尿中や胆汁中への溶解性が上昇し，体外に排泄されやすくなる．5) 正，6) 正．

【問 2】
1) 誤，プリミドンの活性代謝物は，フェノバルビタールである．2) 正，3) 正，4) 正，5) 正，6) 正．

【問 3】
1) 正，2) 誤，元々 P=O 型であり，活性化を必要としない．3) 誤，コカインはエステラーゼにより加水分解を受け，排泄される．4) 正．

【問 4】
1) 誤，slow acetylator 群（遺伝的にアセチル化が低いヒト）では，イソニアジドの代謝物である N-アセチルイソニアジドの生成率が低下する（3.2 節 b (v) 参照）．2) 正，3) 正，4) 正，5) 誤，肝臓において抱合代謝を受け，胆汁中に排泄された薬物は，一般に分子量が大きく，親水性が高いが，一部腸内細菌により脱抱合を受け，再び消化管吸収され，肝臓にもどって腸肝循環を受ける．

【問 5】
1) 正，2) 誤，ヒト胎児の肝臓には CYP3A7 など薬物代謝酵素が存在している．3) 誤，薬物代謝酵素は，大部分がミクロソーム画分に存在するが，ほかにもミトコンドリア画分や可溶性画分にも存在している．4) 正．

【問6】
1）誤．シトクロム P-450 はベンゾ[a]ピレンやアフラトキシン B_1 のエポキシ化およびヘテロサイクリックアミンの水酸化など，二次発がん性物質の代謝的活性化にも関与している．2）誤．基質特異性がきわめて低く，1つの分子種が多くの薬物を代謝する．3）正，4）正，5）正，本設問は正解選択肢の一つとして複合問題に出題されたが，胎盤 P-450 などが胎児の代謝能力を「補っている」という確たる証拠はない．6）誤．異物の代謝には，主としてミクロソームのシトクロム P-450 が関与する．

【問7】
1）正，2）誤．シトクロム P-450 はヘムタンパク質の一種であり，その分子内の鉄はくすりの酸化過程で2価（還元型）と3価（酸化型）を繰り返す．3）正，4）誤．シトクロム P-450 は薬物代謝で最も重要な酸化反応に主に関与している．5）正．

【問8】
1）正，2）誤．硫酸抱合では，活性硫酸（3′-ホスホアデノシン 5′-ホスホ硫酸，PAPS）が供与体となる．3）正，4）正，5）誤．トルエンが酸化的に代謝されて生成する安息香酸はグリシン抱合を受ける．

【問9】
1）正，2）正，3）誤．腸肝循環とは，肝臓で抱合体を形成した後，胆汁を通して排泄された異物が腸内細菌によって産生される β-グルクロニダーゼ，β-グルコシダーゼなどの働きにより脱抱合された後で門脈を通して肝臓に再吸収される機構をいう．4）正．

（山崎浩史・小澤正吾）

3. 薬物代謝の医療における意義

▶▶この章のポイントと目標

　第3章では，以下の8項目を中心に，くすりの体内動態と薬効の個人差の原因として重要な薬物代謝酵素の個人差を，内的因子と外的因子に分けて説明できるようになることを目標としている．

① 低出生体重児，新生児，乳児，幼児，小児における薬物動態と，薬物治療で注意すべき点を説明できる．（コアカリ E3-3【②年齢的要因】1）

② 高齢者における薬物動態と，薬物治療で注意すべき点を説明できる．（コアカリ E3-3【②年齢的要因】2）

③ 腎疾患，肝疾患，心臓疾患を伴った患者における薬物動態と，薬物治療・投与設計において注意すべき点を説明できる．（コアカリ E3-3【③臓器機能低下】1-3）

④ 薬物動態に影響する代表的な遺伝的素因（薬物代謝酵素・トランスポーターの遺伝子変異など）について，例を挙げて説明できる．（コアカリ E3-3【①遺伝的素因】2）

⑤ 遺伝的素因を考慮した薬物治療について，例を挙げて説明できる．（コアカリ E3-3【①遺伝的素因】3）

⑥ コンパニオン診断にもとづく薬物治療について，例を挙げて説明できる．（コアカリ E3-3【⑤個別化医療の計画・立案】2）

⑦ 薬物代謝酵素の阻害および誘導のメカニズムと，それらに関連して起こる相互作用について，例を挙げ，説明できる．（コアカリ E4-1【④代謝】5）

⑧ プロドラッグと活性代謝物について，例を挙げて説明できる．（コアカリ E4-1【④代謝】4）

　本章の学習ポイントは，処方された量のくすりを飲んだときの効き目の個人差や副作用の出現を，薬物代謝酵素活性の個人差から理解することにある．薬物代謝酵素活性の個人差の原因は，2つに大別される．1つ目は，薬物代謝酵素の遺伝子多型や成長発達，加齢，病気など，主として患者自身の内的な因子により生じるものである．2つ目は，他の併用しているくすりや環境因子（飲食物を含む）などの外的な因子により薬物代謝酵素活性が誘導または阻害される相互作用により生じるものである．

　内的および外的な因子により生じる患者の薬物代謝酵素活性の個人差は，きわめて大きい場合がある．そのため，標準量を服用した後のくすりの体内への蓄積量が通常よりも数倍以上増加することもまれではない．その場合には，大量に蓄積したくすりの効き目が現れるために副作用（降圧薬による低血圧誘発など）や，標準的な投与では観察されない副作用（薬物性肝障害など）を生じる．そのために治療を中断せざるをえなくなったり，他の同じ効き目をもつくすりに変更しなくてはならなくなることがある．

　過去の薬剤師国家試験では，薬効の個人差に関する内的な因子としては CYP2C19，CYP2D6 の遺伝子多型による薬効の変化や，肝硬変症に伴う代謝酵素活性の変化が出題されてい

る．外的な因子によるものでは，リファンピシン，カルバマゼピン，フェノバルビタールなどの併用による酵素誘導とエリスロマイシン，シメチジン，グレープフルーツジュースなどによる薬物代謝酵素の阻害などが出題されている．

代表的な内的因子である薬物代謝酵素の遺伝子多型に関係する一塩基多型（SNP，スニップ）の検出は，患者のゲノムを検体としたポリメラーゼ連鎖反応（polymerase chain reaction：PCR）法などを用いた遺伝子増幅法により日常的な臨床検査として実施されている．そのため，遺伝子検査の原理と倫理を説明できる必要がある．

章末には，第3章の学習に関連した過去の薬剤師国家試験の代表的な出題例を示したので，理解を深めるために利用してほしい．以下はその一部の例である（〔　〕は引用者による補足）．

1) オメプラゾールの代謝の個体差には，CYP2C19 の遺伝的多型が関係している．（国試 88 回）
2) 肝硬変では肝臓のシトクロム P450 含量が低下するので，肝代謝律速型薬物であるアンチピリンの肝クリアランスは低下する．（国試 86 回）
3) フェノバルビタールは，〔シトクロム P450 と〕グルクロン酸転移酵素を含む複数の薬物代謝酵素を誘導する．（国試 96 回）
4) グレープフルーツジュース飲用によって，小腸〔上皮〕の CYP3A4 の酵素活性が阻害される．（国試 87 回）

（越前宏俊）

3.1　くすりの体内動態と薬効の変化（1）―内的要因―

▷▷この節のポイントと目標

この節では薬物代謝酵素活性の個人差の内的要因について，以下のポイントに沿って理解することが目標である．

① 薬物代謝酵素活性は患者の年齢とともに変化する．特に，小児の発達に伴う薬物代謝酵素活性の変化や加齢に伴う活性変化について説明できる．（コアカリ E3-3【②年齢的要因】1, 2）

② 薬物代謝酵素の活性は遺伝子多型により影響を受ける．薬物代謝酵素の活性変化に関係する変異（一塩基多型，SNP）が酵素活性の変動に関係する機序を説明できる．（コアカリ E3-3【①遺伝的素因】3）

③ 薬物代謝酵素の遺伝子多型により生じる代表的なくすりの薬効変化や副作用について具体的に説明できる．（コアカリ E3-3【①遺伝的素因】3）

④ 薬物代謝酵素の遺伝子多型の診断法を説明できる．（コアカリ E3-3【⑤個別化医療の計画・立案】）

多くの薬物代謝酵素の活性は，新生児期には低いが乳児期にかけて明らかに増加する．また，高齢者では青壮年期から 30% 程度低下することが多い．一方，慢性肝疾患，特に肝硬変症の患者では正常の代謝能力のある肝細胞量が 50% 以下に低下するため，肝臓の薬物代謝酵素活性は健常人の 50% 以下に低下する．くすりの添付文書で肝代謝型薬物（主に肝臓で代謝されて効き目を失うくすり）の投与量を重症肝障害患者では適切に減量するよう使用上の注意があるのはこの

ためである.

近年,薬物代謝酵素の遺伝子多型による酵素活性の変化のしくみが明らかとなり,薬物代謝酵素の遺伝子多型が原因となるくすりの副作用が数多く知られるようになった.このため,薬物治療を開始する前に患者の遺伝子検査を行って,患者個人の遺伝子プロフィールに基づいて薬物代謝酵素活性を予測し,副作用を回避したり,患者に合わせたくすりの量を推定する試みが行われている(ゲノム情報に基づくテーラーメイド医療または個別化医療).

薬物代謝酵素の遺伝子多型に関係する遺伝変異は SNP であることが多い.そのため,ポリメラーゼ連鎖反応(PCR)法などを用いた遺伝子増幅法を利用して変異を同定する方法が日常的な臨床検査でも可能となっている.ただし,遺伝子検査は個人情報であるため,検査に際しては厳しい倫理規定が適用されることを理解する必要がある.

同一人種内のくすりに対する応答の個人差には薬物代謝酵素の遺伝子多型が関係することが明らかとなっている.一方,遺伝子多型の種類と頻度には大きな人種差があることがわかっている.

近年,巨大な多国籍製薬企業が日米欧で異なる人種の患者を対象として同時に新しいくすりを開発する機会が増加している.したがって,新しいくすりの候補化合物の体内動態を前臨床試験で検討し,肝で代謝され消失するくすりであれば主要な代謝酵素を同定し,その代謝酵素が遺伝子多型のある分子種である場合にはその化合物を候補リストから除外することもある.このように,薬物代謝酵素の遺伝子多型はくすりの開発においても重要である.これらの酵素のうち,特に遺伝子多型により薬物代謝酵素活性が変化し,投与量の個人差の原因として重要である代表的な薬物代謝酵素については,以下の各項目で詳しく説明する.

(越前宏俊)

3.1.1 薬物代謝に影響を及ぼす因子

薬物代謝酵素活性の個人差の原因となる内的な因子について説明する.

a. 人種差

現在,地球上の異なる地域に住んでいるヒトには,外見上の体格や肌の色などだけでなく言語や文化に大きな差異が認められる.これらの特性に基づいて伝統的にヒトは,複数の人種(白人,黒人,アジア人など)に分類されてきた.しかし,現世の人類は生物分類学上単一の種,つまりヒト(ホモ・サピエンス)であり,異なる人種間でも遺伝子レベルの差異は少ない.遺伝子マーカーを用いた最近の研究により,最初の人類はアフリカ大陸に出現し(アフリカ人),その後に世界各地に広がっていく過程でヨーロッパ人とその他の白人集団が分かれ,次いで東南アジア人とオーストラリア先住民(アボリジニ)が分かれたと推測されている.

ヒトの遺伝子にはまれに生じる複製エラー(塩基の欠失,挿入,置換など)により変異アレルまたは多型アレルが出現する.薬物代謝酵素のように生存に必須

ではない遺伝子に生じた変異は生存に特に有利でも不利でもない．そのため，変異による淘汰（生存に適するものが生き残り，適さないものは消え去ること）が起こりにくく，薬物代謝酵素の遺伝子の変異は世代を通じて長い間保たれやすい．人類はアフリカで出現して以来，進化の道を辿りながら地理的に分離していく過程で，薬物代謝酵素の遺伝子に多くの変異が出現し，交配により異なる人種集団に広がった．このように人種が分離した後に生じた薬物代謝酵素の変異には人種差が生じることになった．ヒトには 57 種のシトクロム P-450 分子種が存在するが，そのいずれにも**人種差**のある遺伝子多型が存在する．

b. 性　　差

マウスなどの**齧歯類**の実験動物では，薬物代謝酵素の酵素活性に雄と雌の間で明らかな**性差**が観察されることがある．この問題は前臨床試験で実験動物を用いて毒性試験を行う場合や，動物データからヒトの体内動態を予測する場合には注意する必要がある．一方，ヒトでは臨床的に重大な意義をもつほど大きな薬物代謝酵素活性の性差は存在しないとされている．

c. 小　　児

小児は，新生児から成人に達するまでに体重で 20 倍も成長する．このため，**小児の薬用量**をいかに成人量から推測して決定するかが古くから問題となっていた．小児の発達段階は年齢により区分され，出生後 28 日未満は**新生児**，生後 28 日から 1 歳未満は**乳児**，満 1 歳から小学校就学前は**幼児**，小学生は**学童**とされる．また，体内のホルモン環境が大きく変わる**第二次性徴**のはじまりからおわりまでを**思春期**という．特に薬物代謝酵素活性の変化が問題になるのは，新生児期から乳児期である．

胎児期から新生児期にかけては小児の体内環境全体に大きな変化が生じる．代表的な薬物代謝酵素であるシトクロム P-450 では胎児期の肝臓 CYP3A 群の主体であった **CYP3A7** 分子種は生後急速に発現量が低下し，成人型の **CYP3A4** の発現量が増加する．多くの P-450 分子種は新生児での活性は低いが，生後数か月で急速に活性が増加する．このような新生児期の薬物代謝酵素活性の変化で最も劇的なものは**ウリジン二リン酸（UDP)-グルクロン酸転移酵素（UGT）**である．この酵素の活性は新生児ではほとんど検出されないが，生後急速に発現する．UGT はくすりのグルクロン酸抱合反応だけでなく**ビリルビン**（ヘモグロビンなどに含まれるヘムの生分解産物）の抱合も行うため，正常児でも生後 1〜2 週間程度は軽度の黄疸（**新生児黄疸**：黄色い色をもつビリルビンが UGT で代謝，排泄されないため皮膚などが黄色く染まる状態）を発症する．一方，未熟児では満期産の新生児よりも UGT 活性の増加が遅いため新生児黄疸が長引きやすく，治療手段がなかった時代には重大な**中枢神経障害（核黄疸）**を生じて後遺症を発症することも多かった．

1950 年代には新生児の感染症に使用できる抗生物質は**ペニシリン**と**クロラムフェニコール**しか存在しなかった．その当時，新生児の感染症に抗菌治療を行うと，クロラムフェニコールにより**急性循環不全**と**皮膚の灰白色化**を生じ死亡する

グレイ症候群（gray baby syndrome）が多く発生した．これは，クロラムフェニコールの主要代謝経路が UGT であり，UGT 活性が低い新生児ではクロラムフェニコールが過剰に蓄積し，毒性を示すためである．このため，現在では新生児に対してクロラムフェニコールは禁忌となっている．

多くの肝代謝型薬物（主に肝臓で代謝され，効き目を失うくすり：テオフィリン（気管支拡張薬で喘息などのくすり），ワルファリン（抗凝固薬で血栓症のくすり），ジソピラミド（不整脈の治療薬），フェニトイン（抗てんかん薬）など）の小児に対する臨床的な効果と毒性の観察に基づいて設定された小児薬用量は体重あたりで考えると成人量よりも 2 倍程度高い．しかし，両者を体表面積あたりの薬物量で比較するとほぼ等しい．この結果は一見矛盾するようにみえるが，その原因は肝臓重量（サイズ）の成長が体重よりも体表面積に比例しているのが原因である．小児の体型は 4 頭身で，手足に対して胴体の比率が大きいキューピー体型であるため，肝臓重量は体重の 5% 前後を占める．一方，成人の体型はほぼ 8 頭身であり，肝臓重量は体重の 2.5% を占めるにすぎない．その結果，小児の肝重量は体重あたりに換算すると成人より大きいのである．当然，成人の薬用量を体重あたりで小児薬用量に換算すると必要量を下回る．くすりの中でも特に精密な投与量の設定が必要となる抗がん薬の投与量は，小児だけでなく成人でも体表面積あたりで計算する．これは，肝臓を含めた臓器サイズが体重よりも体表面積によく比例するためである．

d．高齢者

人口統計学的に高齢者とされるのは，通常 65 歳以上である．日本は世界にも類をみない高齢化社会であり，くすりによる治療が必要となる患者も高齢者に多い．そのため，薬物代謝酵素活性に対する加齢の影響は重要である．くすりの代謝に関わる多くの酵素の活性は加齢とともに減少する．しかしその減少の傾きはなだらかで，高齢者の平均的な肝薬物代謝活性は青壮年時に比較して 30% 程度の低下にすぎない．これは加齢以外の因子による個人差よりも少なく，臨床的には大きな問題にはならない．この点で，加齢に伴い 40 歳前後から年齢に比例して確実に低下する腎排泄型の（主に腎臓で排泄され消失する）くすりの体内動態とは異なる．アミノグリコシド系抗菌薬や強心薬のジゴキシンなどの腎排泄型のくすりでは，加齢に伴い腎糸球体による濾過能力が動脈硬化などにより低下するため，70 歳の高齢者では青壮年の約 50% 程度まで全身クリアランスが低下する．

ただし，肝代謝型のくすりで，特に肝クリアランス（2.1.4 項 b 参照）が大きく肝初回通過効果（2.1.2 項参照）を受けるくすり（ベラパミル塩酸塩（降圧薬）など）では，80 歳以上の高齢者で経口投与後の初回通過効果は大きく低下し，血中濃度は青壮年よりも 2 倍以上高くなる．したがって，このような性質をもつくすりを後期高齢者へ投与する量を設定するときには慎重になる必要がある．

e. 疾　　　患

薬物代謝の主体は肝臓である．したがって，肝酵素の臨床検査値が異常高値となる肝疾患時にはいつでも肝の薬物代謝酵素活性が大きく減少すると考えがちだが，実際には臨床的に問題になるほど活性が低下するのは重症の肝疾患時のみである．慢性肝疾患の代表である慢性ウイルス性肝炎では，肝薬物代謝酵素の活性には大きな変化はみられない．しかし，病態が肝硬変症に進行すると，肝代謝型薬物の全身クリアランスから推測される薬物代謝酵素活性は約50％に低下する．肝炎ウイルスなどによる急性肝炎時には生化学検査で肝機能傷害のマーカーとして用いる肝細胞逸脱アミノ酸転移酵素（AST，ALT）は，しばしば正常の約10倍（500 IU/L程度）にまで増加するが，薬物代謝活性はほとんど変化しない．ただし，急性肝炎でもきわめて重症で肝細胞の大部分が壊死する劇症肝炎では，薬物代謝酵素活性もほとんど消失する．　　　　　　　　　　　　　　　　　（越前宏俊）

3.1.2　遺伝子多型を示す薬物代謝酵素と個別化医療（テーラーメイド薬物療法）
a. 概　　　説

薬物代謝酵素の遺伝子多型を理解するために，最初に簡単に基本用語と概念を復習する．DNAは，アデニン（A），グアニン（G），シトシン（C），チミン（T）の4種類のいずれかの塩基と結合したデオキシリボースリン酸がホスホジエステル結合により鎖状に重合した生体高分子である．ヒトの遺伝情報はDNAにより担われている．一連のDNAは翻訳が始まる位置から3塩基ずつ（トリプレット）が1単位の読み枠（コドン）となり，それぞれがmRNAを介して異なるアミノ酸に翻訳される．したがって，あるコドンの特定の一塩基多型（SNP）が生じると，対応するアミノ酸に変化を生じることがある．1塩基に欠失や挿入が生じるとコドンの読み枠がずれる（フレームシフト変異）ため，翻訳されるタンパク質のアミノ酸配列が変異部位から全く異なるものとなり，酵素の機能が欠損してしまう．

また，SNPやフレームシフト突然変異により本来翻訳されるべきエクソン配列中に終止コドンが生じたり，スプライス異常が生じると，変異部位の下流でmRNAへの読み取りが終了したり，異常なmRNAが編集されるため，酵素機能が失われることもある．ただし，コドンとアミノ酸との対応には冗長性があり，1つのアミノ酸が複数のコドンに対応しているので，SNPがアミノ酸変異を生じないこともある（サイレント変異）．たとえばコドンGAAとGAGはどちらもグルタミン酸に翻訳されるので，トリプレットの3番目の塩基がAからGに，またはその逆に変異が生じても翻訳されるアミノ酸には変化を生じない．まれには，*CYP2D6*5*や*CYP2A6*4*のように，該当するCYPの遺伝子が全欠損するため酵素活性も全くなくなる場合もある．

ヒトの遺伝子は同一の遺伝子を父親と母親から1つずつ受け継いでいる（相同遺伝子）．相同な遺伝子座を占める遺伝要素をアレル（対立遺伝子）と呼ぶ．同じアレルにおいて両親から同一の遺伝子を受け継いでいる場合をホモ接合体とい

う．その集団で頻度の多いアレル（**野生型**：*wt* または *w*）をホモでもつ場合には**野生型ホモ接合体**（*wt/wt* または *w/w*），変異アレル（*m*）をホモでもつ場合を**変異型ホモ接合体**（*m/m*），野生アレルと変異アレルを1つずつ保有する場合を**ヘテロ接合体**（*w/m*）という．

ある薬物代謝酵素について変異アレルが酵素活性の欠失を生じる場合には，その変異アレルをホモで保有する患者の薬物代謝酵素活性は欠損する．そのため，当該薬物代謝酵素により代謝されるくすりの**全身クリアランス**は明らかに減少する．このような患者を**代謝欠損者**（poor metabolizer：**PM**）と呼ぶ．

一方，変異をヘテロで保有する患者の酵素活性の低下は，両者の中間，すなわち，50％程度であることが多い．遺伝子多型以外の要因による酵素活性の個人差の範囲内に収まることが多いので，野生型ホモとヘテロ変異を一括して**迅速代謝者**（extensive metabolizer：**EM**）と呼ぶ．遺伝子診断により変異が見つけられた場合には，遺伝子型に基づいて野生型ホモEMとヘテロ変異EMとを区別することもある．

遺伝子多型のある薬物代謝酵素により代謝されるくすりの定常状態の血中濃度は，EMとPMが異なる集団を形成するため，二峰性を示す．PMはEMよりも常用量で血中濃度が高くなるので，副作用のリスクが高くなる．

ヒトの遺伝子解析が広く行われるようになると，同じ薬物代謝酵素の遺伝子に多くの変異が発見されたため，多くの変異アレルを区別する新たな命名法が必要になった．そこで，野生型アレルは該当する酵素遺伝子名に*1をつけて表し（例：*CYP2C9*1*），変異アレルには国際的な命名委員会への登録順に*2以降の算用数字を付して表すことになった（例：*CYP2C9*2*，*CYP2C9*3*）．

遺伝子変異はほとんどの場合，薬物代謝酵素の活性を低下する方向に働く．しかし，まれに活性を増加させる変異もある．代表的な例は *CYP2D6*2×N* であり，機能を保った *CYP2D6* 遺伝子が *N* 個直列に重複している変異である．この場合は，機能をもったCYP2D6タンパク質が遺伝子重複数に比例して翻訳されるため，CYP2D6酵素活性は数倍も増加する．そのため，この変異をもっている患者ではCYP2D6により代謝されるくすりの代謝が速いため，常用量のCYP2D6基質薬物（例：三環系抗うつ薬）では十分な効果が得られず，いわゆる**ノンレスポンダー**となる．そのため，常用量をはるかに超えるくすりの投与量が必要となる．この変異は主として白人にみられ，日本人ではごく少数である．

ほとんどの薬物代謝酵素には遺伝子多型が存在する．ただし，すべての遺伝子変異が酵素活性に重大な影響を及ぼすわけではない．臨床的に意義をもつほど活性が変化する変異を示す代表的な薬物代謝酵素とその臨床的な影響を表3.1にまとめた．詳しくは以下のb～g項で個別の酵素の項目で述べる．

現在，添付文書では表中に示したうちのいくつかの酵素について，その遺伝子多型が患者の薬物投与量の個人差に関係することが書かれている．たとえば**イリノテカン塩酸塩（抗がん薬）**の添付文書や**アトモキセチン（注意欠陥多動障害（ADHD）治療薬）**の添付文書で薬物代謝酵素の遺伝多型と効果，毒性変化につ

表 3.1 シトクロム P-450 などの薬物代謝酵素の遺伝子多型とその臨床的意義

	薬物代謝酵素	遺伝子多型によるホモ代謝欠損者または低活性者の頻度（%）	くすり	臨床的意義
第一相反応酵素	CYP2D6	白人 8% 前後, 日本人・中国人 <1%	多くの抗不整脈薬（フレカイニド, プロパフェノンなど）, 多くの β 遮断薬（メトプロロールなど）, 抗うつ薬（イミプラミンなど）, ADHD 治療薬（アトモキセチンなど）, デキストロメトルファン（鎮咳薬）, タモキシフェン（乳がん治療ホルモン薬）, デブリソキン（降圧薬, 日本未発売）, スパルテイン（子宮収縮薬, 日本未発売）	くすりの血中濃度上昇による薬効の増強と副作用増加
			コデイン（鎮咳薬）	鎮痛効果の減弱（コデインの鎮痛効果は CYP2D6 により体内で生成されるモルヒネによるため）
	CYP2C9	白人 3%, 日本人 0.03%	ワルファリン（抗凝固薬）, フェニトイン（抗てんかん薬）, トルブタミド（経口糖尿病薬）	薬理効果の増強
			ロサルタン（降圧薬）など	薬理効果の低下（ロサルタンの薬理効果は代謝物によるため）
	CYP2C19	欠損者は白人約 3%, 日本人 15%	プロトンポンプ阻害薬（オメプラゾール（消化性潰瘍薬）など）, ジアゼパム（抗不安薬）など	薬理効果の増強（ピロリ菌除菌効果の増強）
			クロピドグレル（抗血小板薬）	抗血小板作用の減弱（代謝物が活性体なので）
	ALDH2	白人 0%, 日本人 7%（ただし, 日本人の 35% を占めるヘテロ変異者でも活性は正常の 5% に低下している）	アセトアルデヒド	PM では飲酒後の顔面紅潮, 悪心などが発現しやすい（酒が飲めない人）. EM は酒に強い人でアルコール中毒になりやすい
	ADH1B	白人 90%, 日本人 7%	エタノール	肝アルコール分解能の低下によりアルコール作用が遷延するためアルコール中毒になりやすい
	DPD	白人, 日本人ともに <1%	5-FU 系の抗がん薬	5-FU（抗がん薬）の毒性増強
	ブチルコリンエステラーゼ（偽コリンエステラーゼ）	白人 0.02%	サクシニルコリン（筋弛緩薬）	サクシニルコリンを使用した術後の遷延性無呼吸
第二相反応酵素	NAT2	白人 50%, 日本人 10%	INH（抗結核薬）, ヒドララジン（降圧薬）, サルファ薬（ST 合剤）（抗菌薬）, プロカインアミド（抗不整脈薬）など	INH 誘発性神経炎の危険が高いが, INH 誘発肝炎の危険は低い, プロカインアミド誘発 SLE 症候群の頻度が高くなる
	TPMT	白人約 0.3%, 日本人 0.04%	メルカプトプリン, アザチオプリンなどの代謝拮抗薬	造血毒性の増強
	UGT1A1	白人 10%, 日本人 10%	イリノテカン塩酸塩（抗がん薬）, ビリルビン	消化管毒性（下痢), 造血毒性の増加
	COMT	白人 25%	レボドパ（パーキンソン病治療薬）	抗パーキンソン病効果の増強

CYP：シトクロム P-450, ALDH：アルデヒド脱水素酵素, ADH1B：アルコール脱水素酵素, DPD：ジヒドロピリミジン脱水素酵素, NAT2：2 型 N-アセチル転移酵素, TPMT：チオプリン S-メチル転移酵素, UGT1A1：ウリジン二リン酸（UDP）-グルクロン酸転移酵素 1A1, COMT：カテコール O-メチル転移酵素, ADHD：注意欠陥多動障害, 5-FU：5-フルオロウラシル, INH：イソニアジド, PM：代謝欠損者, EM：迅速代謝者, SLE：全身性エリテマトーデス.

いての記述がなされている. 今後, 同様の記載はますます増加するであろう.

　現在, 新しいくすりの開発は巨大な多国籍製薬企業により世界的規模で行われている. このため, 薬物代謝酵素活性の人種差や酵素活性欠損者の頻度の人種差は, 新しいくすりの開発の戦略上, 重要である. 近年では, 新しいくすりの候補である化合物を前臨床試験で絞り込む段階で, その主な代謝が遺伝子多型を示す薬物代謝酵素によって触媒されているかどうか調べられている. たとえば,

CYP2D6により主に代謝される新規化合物をくすりとして開発する場合には，PMにおける体内動態を詳細に調べ，PMにおける安全性が保障されない限り新薬として承認されない．また，最近では新しいくすりの開発を日米欧の三極で同時に行うことが多い．そのため，その基準を作成する医薬品規制ハーモナイゼーション国際会議（International Council for Harmonization of Technical Requirements for Pharmaceuticals for Human Use：ICH）でも薬物代謝酵素の遺伝子多型は重要視されている．

（越前宏俊）

b. シトクロム P-450

シトクロム P-450（以下，P-450）は，脂溶性のくすりの水酸化反応や脱アルキル化反応などを触媒することにより，脂溶性のくすりを水溶性の代謝産物に変換する．水溶性になるので尿から排泄されやすくなる．また多くの場合，代謝産物は薬効を示さないため薬物代謝反応は「解毒反応」と呼ばれることもあるが，必ずしも解毒反応に限らない（1.5.1 項参照）．したがって，「解毒反応」を受けるくすりの場合，P-450 の遺伝子多型によって当該 P-450 分子種の PM である患者は EM の患者よりもくすりの代謝が遅いから，くすりの血中濃度が高くなり，薬効が強く現れ，副作用のリスクが増加する．しかし，薬物によっては投与される薬物自体に薬理活性はなく，体内で代謝を受けた後に活性代謝体を生成し薬理作用を発揮するものもある．中には活性をもった化合物を化学修飾したくすり（プロドラッグ）もある（2.2.2 項 c 参照）．プロドラッグは活性をもった化合物の消化管吸収が低いために経口投与できない場合などに広く用いられる．たとえば，イリノテカン塩酸塩（抗がん薬）は体内でエステラーゼにより SN-38 に変換されて初めて抗がん活性を示すし，降圧薬であるエナラプリル（アンジオテンシン変換酵素（ACE）阻害薬）は体内でエナラプリラートに変換されて薬理活性を示す．したがって，プロドラッグでは，一般にそのくすりの代謝に関係する薬物代謝酵素の PM の方が EM よりも薬効が低く現れる．

P-450 はくすりの代謝に関係する酵素の中で最も重要な酸化代謝酵素である．ヒトには 57 種の P-450 分子種があるが，それらはアミノ酸配列の相同性に基づいて分類されている．アミノ酸配列の相同性が 40％ 以上のものを同一ファミリー（群）として算用数字で表し，さらにその中で 55％ 以上のものを同一サブファミリー（亜群）としてアルファベットで表す．サブファミリー中の個別分子種は算用数字で表す．これはちょうど住所を市町村番地で表示するようなもので，発見された順番を示している．たとえば CYP3A4 は P-450 の 3 ファミリーの A サブファミリーに属する 4 番目に見つけられた分子種である．表記が遺伝子を表す場合には，*CYP3A4* のようにイタリック体で表記する．

ヒトの薬物代謝に関係する P-450 は主に CYP1，CYP2，CYP3 の 3 ファミリーと CYP4 ファミリーの P-450 の一部であり，特に CYP2 ファミリーには遺伝子多型と臨床効果や毒性の個人差との関連が明らかにされているものが多い（表 3.1 参照）．代表的な例を以下に遺伝子多型の人種差と関連づけて説明する．

(i) CYP2D6

CYP2D6 は，ヘテロサイクリック（複素環）系抗うつ薬（イミプラミンなど），抗不整脈薬（フレカイニドなど），β 受容体遮断薬，コデインやデキストロメトルファン（以上，鎮咳薬）など，非常に多くのくすりの代謝に関係する P-450 分子種である．この分子種の遺伝子多型はデブリソキン（降圧薬，日本では未発売）などの効果が過剰に発現して起立性低血圧を生じた白人患者を対象とした薬物動態研究により明らかにされた．これらの患者ではデブリソキンの代謝酵素活性が失われており（PM），かつ，PM 患者の家族での調査からその変異が常染色体潜性（従来は劣性と言ったが，平成 29 年から日本遺伝子学会は差別的響きがあるため，潜性という用語を使用するよう推奨している）の遺伝の結果であることが明らかにされた．また，その後のデブリソキンの PM 患者の遺伝子探索から，CYP2D6 遺伝子の特定の部位の変異が酵素活性の低下の原因となっていることが発見された．この研究は，P-450 の遺伝子多型に対するゲノム科学研究と個別化医療の発端となった．

白人では SNP により mRNA のスプライス異常を起こす変異（*CYP2D6*4*，*CYP2D6*11* など），読み取り枠のずれ（フレームシフト）が生じる変異（*CYP2D6*6*），CYP2D6 遺伝子の全欠損（*CYP2D6*5*）を生じる変異などの，酵素活性が完全に消失する変異アレルが多数存在する．このため，白人では活性低下の変異アレルをホモ接合体で有する CYP2D6 活性を欠損しているヒトの頻度は 7～10% にも及んでいる．これらの患者に対して CYP2D6 により代謝される上記のくすりを常用量投与すると，危険な副作用を引き起こす危険性がある．そのため，白人に対しては CYP2D6 の遺伝子多型は大変に重要であるといえる．

コデインは鎮咳薬や鎮痛薬として使用されるくすりである．その鎮痛作用はコデイン自体ではなく CYP2D6 の代謝により体内で生成されるモルヒネによることが明らかにされている．したがって，CYP2D6 の PM ではコデインの鎮痛作用が EM よりも弱いことが知られている．

CYP2D6*2×N のように，遺伝子が N 個重複されるため酵素活性が通常の N 倍も増加する変異アレルも，白人を中心として報告されている．これらの患者に CYP2D6 により代謝される三環系抗うつ薬を投与する場合には，通常量の N 倍もの量を投与しないと薬効が得られない．このタイプの変異で N が 2 を超えるものはアジア人にはほとんど存在しない．

日本人を含む極東のアジア人には CYP2D6 の活性の完全欠損に関係する変異アレルの現れる確率は白人よりはるかに低い．そのため，CYP2D6 の PM はきわめて少ない（<1%）．したがって，CYP2D6 の活性欠損が原因となる薬物の副作用の発生頻度は白人よりも低い．しかし，アジア人には CYP2D6 活性が野生型の半分程度に低下するアジア人特有の変異アレル（*CYP2D6*10*）をもつ者が全人口の半数程度存在する．したがって，アジア人は PM の頻度は低いが集団全体の平均的な CYP2D6 の酵素活性は白人よりも低いため，CYP2D6 の基質となるくすりの常用量を白人と比較すると，体格の差を考慮しても低い傾向があ

る．一方，インド人や中近東のアジア人は，CYP2D6 の遺伝子多型の観点からは，東南アジア人とは異なりむしろ白人に近い．

（ⅱ）　CYP2C9

CYP2C9 はワルファリン（抗凝固薬）の活性光学異性体である S 体のワルファリンやトルブタミド（経口糖尿病薬）のようなスルホニル尿素薬などの代謝に関係する P-450 分子種である．この分子種について知られている変異アレルで酵素活性の低下に関連するものはすべてアミノ酸置換を生じる SNP（CYP2C9*2 と CYP2C9*3）であり，これらの頻度は白人がアジア人よりも高い．これらの変異でも特に CYP2C9*3 を保有するとヘテロ変異者でも CYP2C9 の代謝活性が約 50% に低下し，ホモ変異者では 1/10 以下に低下する．白人では CYP2C9*2 または CYP2C9*3 のホモ変異者または CYP2C9*2 と CYP2C9*3 のヘテロ変異を同時に保有する者の頻度は約 3% 存在する．日本人では CYP2C9*2 は見出されておらず，CYP2C9*3 をヘテロでもつ者が 3% 程度存在する．

ワルファリンの至適投与量には，患者間で 10 倍以上の差がある．欧米白人において良好な抗凝固効果を得るために必要なワルファリンの 1 日投与量は通常 5 mg 程度であるが，CYP2C9*2 または CYP2C9*3 のホモ変異者あるいは CYP2C9*2 と CYP2C9*3 のヘテロ変異を同時に保有する患者での 1 日投与量は，1 mg 以下である．したがって，これらの患者に常用量のワルファリンの投与を開始すると，数日後に抗凝固反応は治療域をはるかに越して大出血を生じる危険性がある．

CYP2C9 の活性低下に関係する変異アレルの頻度は白人の方がアジア人よりも多いにもかかわらず，ワルファリンの標準的な投与量は白人の方がアジア人よりも 2 倍程度大きいという不思議な現象が知られていた．これは，ワルファリンの標的分子であるビタミン K エポキシド還元酵素（VKORC1）にワルファリンの感受性を高める変異が存在し，アジア人ではその変異アレルの頻度が欧米人よりもはるかに高いためである．

（ⅲ）　CYP2C19

CYP2C19 は消化性潰瘍治療薬であるプロトンポンプ阻害薬（オメプラゾールなど）の代謝に関わる分子種である．この分子種の代表的な変異アレル（CYP2C19*2 と CYP2C19*3）はスプライス異常や終止コドンを生じるため，酵素活性が失われるタイプの変異である．これらの頻度はアジア人の方が白人よりも高く，日本人では約 20% が PM である．CYP2C19 の基質であるプロトンポンプ阻害薬は安全域がきわめて広い．そのため，消化性潰瘍治療に用いる場合，PM では胃酸分泌抑制効果は EM より強くかつ長時間生じるものの，それに直接関係する副作用は知られていない．むしろ，プロトンポンプ阻害薬を抗菌薬とともにヘリコバクター・ピロリ（ピロリ菌）の除菌に使用する場合には，PM ではプロトンポンプ阻害薬による胃酸分泌抑制が EM よりもより長期間にわたり持続する．そのため，併用する抗菌薬の胃内での抗ピロリ菌作用を増強し，除

菌効率がEMより高いという利点がある．

チクロピジンや**クロピドグレル**（以上，**抗血小板薬**）は，CYP2C19により代謝されて生成される代謝物が薬理活性をもつ**プロドラッグ**である．CYP2C19のPMでは活性代謝物の生成が少ないため，これらの薬物の抗血小板効果がEMよりも低い．これらの薬物は**不安定狭心症**や**急性心筋梗塞**に対する冠動脈拡張療法後の**血栓予防**に長期使用されるため，投与量の個別化におけるCYP2C19の遺伝子多型の役割が現在注目されている．

(iv) 遺伝子診断法

多くのP-450分子種の活性変化に関係する遺伝子多型は**SNP**によることが多い．そのため，従来は特定の変異アレルを含むDNA部分を**PCR法**により増幅し，特異的な制限酵素で消化後，アガロースゲル泳動法などで増幅したDNA断片長の多型を確認することにより変異の有無を診断していた．しかし，この方法では検体の採取から結果を得るまでにほぼ半日を要する．そのため，最近ではより短時間で診断が可能な**インベーダー法**などの迅速な新規遺伝子診断法が用いられるようになっている．

さらに，PCR増幅法によるSNP診断法は，1回に1か所の遺伝子診断しかできないが，ヒトのゲノムの全塩基配列（約30億bp（塩基対））がヒューマンゲノムプロジェクトにより決定されたことにより，検査対象となる変異アレル数は爆発的に増加した．そこで**DNAチップ**などを用いて全ゲノムを対象とするSNP診断により**薬剤感受性遺伝子**の遺伝子多型を網羅的に解析して**テーラーメイド医療**に役立てようとする試みが現実的になってきている．DNAチップは，コンピュータのマイクロプロセッサーに使用されるような基板上にゲノム全域にわたる数万の遺伝子断片を整然と配置・固定したもので，生体試料とハイブリダイゼーションすることで全ゲノム遺伝子の発現解析や変異アレル解析を可能とする診断法である．

ヒトの遺伝子情報は，テーラーメイドまたは個別化薬物治療の有用な手段として期待されている．しかし，同時に遺伝子情報は高度の個人情報であるため，**個人情報保護法**の観点から，検査の実施に当たっては，「**遺伝学的検査に関するガイドライン**」（2003年）などの指針を参照として，事前に被験者に対して文書を用いた説明と同意を得る必要があり，必要に応じて遺伝子カウンセリングを行う．

（越前宏俊）

c. アルコール脱水素酵素とアルデヒド脱水素酵素

アルコール（エタノール）は古くから人類の嗜好品であったが，長期の過剰摂取がアルコール性肝障害や肝硬変症の原因となることも知られていた．アルコールは飲用後速やかに消化管粘膜から吸収される．次に主に肝臓で**アルコール脱水素酵素（ADH）**のADH1B（以前はADH2とも呼ばれた）によりアセトアルデヒドに酸化され，次いでアセトアルデヒドは**アルデヒド脱水素酵素（ALDH）**の2型（ALDH2）により酢酸に代謝される（図3.1）．

古くからアジア人は白人よりも飲酒後に強い顔面紅潮を生じる人が多く，アル

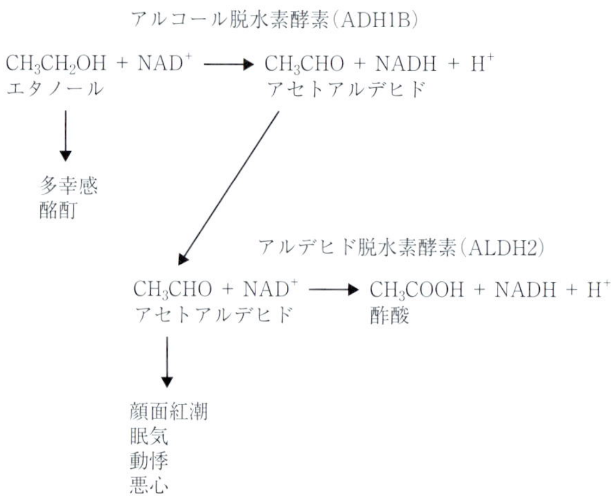

アルコール脱水素酵素（ADH1B）
$$CH_3CH_2OH + NAD^+ \longrightarrow CH_3CHO + NADH + H^+$$
エタノール　　　　　　　　　アセトアルデヒド

多幸感
酩酊

アルデヒド脱水素酵素（ALDH2）
$$CH_3CHO + NAD^+ \longrightarrow CH_3COOH + NADH + H^+$$
アセトアルデヒド　　　　　　　酢酸

顔面紅潮
眠気
動悸
悪心

図 3.1　アルコール（エタノール）の代謝経路に関係する酵素とアルコールの薬理作用
NAD^+：ニコチンアミドアデニンジヌクレオチド，NADH：還元型 NAD．

コール中毒者が少ないことが知られていた．この人種差はアルコール代謝に関係する上記の2酵素の遺伝子多型の人種差である程度説明される．アルコール自体は吸収後に脳に到達すると酔って楽しい気持ちを生じるが，アルコールの代謝に関係し，ADH1B には酵素活性が低下している変異がある（His47Arg）．毎日多量に飲酒する**アルコール依存症**患者で，翌日にまで高濃度のアルコールが残って非常に酒臭い息を吐く患者は，この酵素の低活性型である．低活性型の人は同じ量の飲酒をしてもアルコールの消失が遅いため効果が長く残る．そのため依存性が発生しやすくアルコール依存症になりやすいといわれている．日本人では7％前後がこの変異をもっているにすぎないが，白人では90％もがこの変異をもっている．

　また，エタノールの酸化代謝物であるアセトアルデヒドは飲酒後の不快感や臓器障害に関係する反応性が高く，生体には有害な物質である．アセトアルデヒドの分解に関係し，ALDH2 には活性が低いタイプの遺伝変異（Glu487Lys）がある．ALDH2 活性の低い人は飲酒後に顔面紅潮や動悸などの反応が通常活性者よりも強く生じるし，酒を多めに飲むと，二日酔いや悪酔いの悪心や不快感が出やすい．日本人に多い低活性変異アレルは *ALDH2*2* である．日本人の7％ は ALDH2 のホモ欠損者であり，35％ がヘテロ欠損者であるので，これらの人では酵素活性が正常なホモ野生型（58％）と比べて，日本酒1合（180 mL）程度の飲酒後のアセトアルデヒド血中濃度が，それぞれ19倍と6倍も高い．ホモ欠損者はいわゆる酒が飲めない「下戸」であり，アルコール依存症にはなりにくい．**嫌酒薬**として使用される**ジスルフィラム**はアルデヒド脱水素反応の阻害薬であり，少量の飲酒でも強い顔面紅潮，悪心，動悸などの反応を生じるため，アルコール依存症患者の断酒に用いられる．白人には ALDH2 の低活性を生じる変異はほとんどないため，飲酒後に顔面紅潮反応や悪酔いを生じる人はアジア人よりも少ない．近年ではアセトアルデヒドの DNA 損傷作用と発がんとの関係も疫学的

に調査されている．飲酒習慣のある ALHD2 の低活性者では，高濃度のアセトアルデヒドにさらされる食道などの消化器のがんの発症リスクが増加する．

アルコール代謝の人種差をまとめると，日本人は白人と比べて酒の快感効果が持続しやすい ADH1B の低活性変異が少なく，かつ酒の不快効果が出やすい ALDH2 の低活性型が多いので，アルコール依存症患者の頻度は白人より少ないのである．

（越前宏俊）

d. ジヒドロピリミジン脱水素酵素

ジヒドロピリミジン脱水素酵素（ウラシル脱水素酵素：DPD）は，1025 のアミノ酸からなる分子量 220000 のホモ二量体の酵素で，主に肝臓の細胞質に存在する．本酵素は，ウラシル，チミンなどの生体成分のみならず，大腸がん，胃がん，乳がんなど固形がん治療薬である 5-フルオロウラシル（5-FU）の解毒的な代謝を行う．DPD の酵素タンパク質の構造の中には活性を発揮するために重要なウラシル，還元型ニコチンアミドアデニンジヌクレオチドリン酸（NADPH），フラビンモノヌクレオチド（FMN）/フラビンアデニンジヌクレオチド（FAD）などの結合部位，鉄-硫黄（Fe/S）クラスターが存在している（図 3.2）．

5-FU の代謝は，内因性のピリミジン塩基（ウラシル，チミン）と同様，3 段階の反応で進行し，5-FU は最終的に α-フルオロ-β-アラニン，アンモニア，CO_2 へと分解される．この分解反応の律速段階は第 1 段目の DPD による 5-FU から 5-フルオロジヒドロウラシル（ジヒドロ-5-FU）への NADPH 依存的な還元反応で，投与された 5-FU の約 80% 以上が DPD によって分解されるので，本酵素は 5-FU 等のフッ化ピリミジン系抗がん薬の解毒代謝酵素としてきわめて重要である．

ヒトにおける DPD の酵素活性は肝が最大で，次いで**末梢血単核球**（peripheral blood mononuclear cell：PBMC）に高い酵素活性が認められ，両組織間での活性値は相関する．

PBMC を用いた DPD の酵素活性の人口分布調査によると，ヒト DPD 活性の分布はおおむね正規分布を示す．また，大きな個人差が認められ，DPD の酵素活性の高いヒトと低いヒトでは，約 100 倍の差が認められている．また，フラン

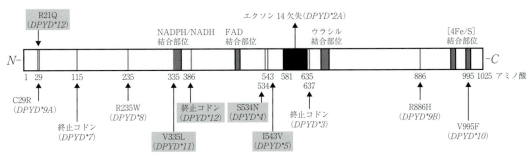

図 3.2 ヒトジヒドロピリミジン脱水素酵素（DPD）の一次構造とアミノ酸変異型

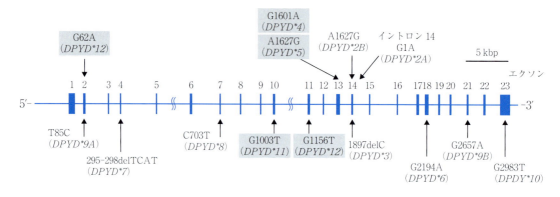

図 3.3 ヒト *DPYD* の遺伝子構造と変異型

ス人，米国人，韓国人，日本人との間に，DPD 活性の顕著な人種差，性差，年齢差は認められなかった．

　欧米ではこのような DPD 活性がきわめて低いヒトが人口の 0.3% 程度存在するとされている．

　DPD 活性の個人差に DPD の遺伝子（*DPYD*）の異型（変異型）が原因と思われる知見が蓄積されている．DPD の酵素活性が低い被験者から 14 種類の *DPYD* 遺伝子の変異型が見出されている（図 3.3）が，それぞれの遺伝子頻度および in vivo における DPD の酵素活性への影響はすべてが明らかにされているわけではない．日本人での頻度はきわめて低い異型アレル *DPYD*2 の遺伝子変異が検出された欧米人がん患者（ホモ接合体として 3 例，ヘテロ接合体として 13 例）のうち 4 例は 5-FU によって致死毒性を示した．5-FU 投与により毒性（白血球減少，口内炎，下痢，神経毒性など）を示した患者の約 25% が，*DPYD*2 ヘテロ接合体であった．*DPYD*2 異型アレル（遺伝学の用語で IVS14 ＋1G＞A と表記）はエクソン 14 のスプライシング部位に存在する一塩基多型（SNP）で，DPD の成熟 mRNA でエクソン 14 内の 165 bp を欠落させる．この異型のホモ接合体の患者では，DPD の酵素活性が欠損するため致命的である．また，この異型を 1 つもつ *DPYD*2 のヘテロ接合体の患者は，正常な DPD の酵素活性を示す患者に比べ，5-FU のクリアランスは 1/4 に低下し，血中濃度-時間曲線下面積（AUC）は 2.5 倍に上昇していた．

　*DPYD*11（V335L）ならびに *DPYD*12（R21Q，E386X）は，5-FU 投与により重篤な副作用が現れ，PBMC 中の DPD 活性が顕著に低かった日本人がん患者から見出された変異型である．*DPYD*11（V335L）は補酵素 NADPH の結合部位近傍の変異であり，この変異型 *DPYD* 遺伝子を導入した大腸菌に発現した酵素の活性は，野生型の 1/6 であった．また，*DPYD*12 は終止コドンとなるナンセンス変異であり，この変異をもつ患者では全く DPD 活性が検出されなかった．

　1993 年に抗ウイルス薬の新薬としてわが国で市販された**ソリブジン**は，治験段階で 3 名，市販後に 17 名の死者を出し，薬物間相互作用による中毒死の例と

しては世界で最大のものであった．死亡したのはいずれもがん患者であり，術後のがん再発予防のために 5-FU 製剤を日常的に服用していた．また，5-FU 製剤以外の抗がん薬とソリブジンを服用した患者，あるいはソリブジンのみを服用した患者からは，中毒ないし死者は出なかった．

　5-FU やそのプロドラッグである**テガフール**は，DPD が極端に低活性でなければ，NADPH 存在下でジヒドロ体へ還元され不活性化される．一方，経口投与されたソリブジンは，その一部が腸内細菌の酵素によって分解され，アラビノースと 5-(2-ブロモビニル)ウラシル（BVU）となる．腸管から吸収された BVU は，DPD を不可逆的に阻害する．BVU のように，不可逆的な阻害を示す基質を**自殺基質**と呼ぶ．前述のソリブジン事件の場合は不可逆的な阻害の結果，5-FU の代謝が抑制され，血中および諸組織中の濃度の著しい上昇がもたらされ，骨髄や消化管粘膜へ強い毒性が現れた（図 3.4）．通常 5-FU は投与量の 80% が DPD により不活化されるので，この薬物相互作用は，併用したくすりによって，DPD 活性を極端に低下させた患者を，遺伝的ではなく人工的につくったようなものといえる．投与量の 80% の不活化ができなくなったことは，通常の 5 倍程度にもおよぶ 5-FU の大量投与が行われたことと同等と考えられ，きわめて危険

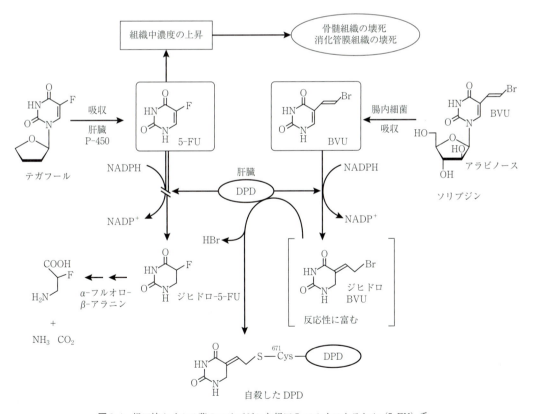

図 3.4　経口抗ウイルス薬のソリブジンと経口 5-フルオロウラシル（5-FU）系
　　　　　抗がん薬のテガフールの併用による副作用発現機構
　　　DPD：ジヒドロピリミジン脱水素酵素，BVU：5-(2-ブロモビニル)ウラシル．

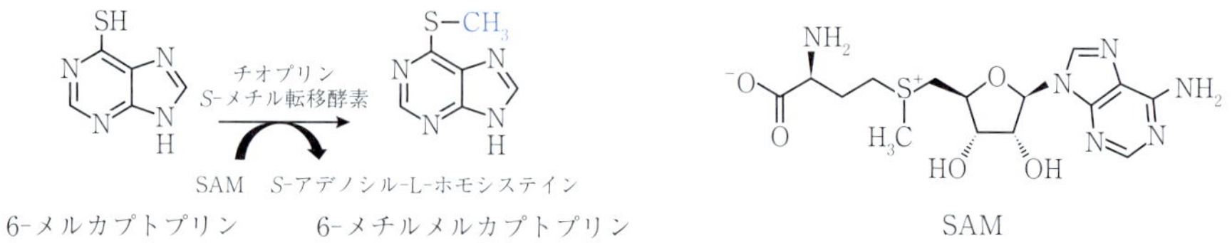

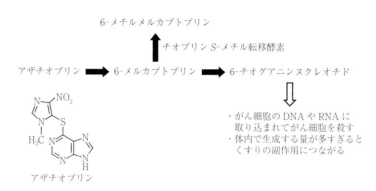

図 3.5 チオプリン S-メチル転移酵素の反応とメチル基を与える小分子
SAM：S-アデノシル-L-メチオニン．

図 3.6 チオプリン S-メチル転移酵素によるくすりの代謝

なことである．5-FU 製剤とソリブジンの相互作用により，抗がん薬の解毒的な処理が極度に低下したために，その副作用による不幸な結果が導かれたといえる．

（平塚　明・小澤正吾）

e. チオプリン S-メチル転移酵素

チオプリン S-メチル転移酵素（チオプリン S-メチルトランスフェラーゼ，**TPMT**）とはチオプリンの硫黄原子"S"にメチル基を結合させる酵素のことである．「チオ」とは硫黄を意味する"thio"をカタカナ表記したものであり，プリンは核酸塩基のプリン（アデニンとグアニン）塩基を意味している．

TPMT は細胞の可溶性画分，すなわち細胞質に存在する．S-メチル転移酵素によって S-アデノシル-L-メチオニンのメチル基が基質に「転移」する（図 3.5）．

TPMT によって代謝を受けるくすりの例の中で，小児の急性リンパ性白血病に用いる **6-メルカプトプリン** が最も重要である．そのほかに，炎症性腸疾患の治療に用いられたり，臓器移植の際の免疫抑制のために用いられたりする **アザチオプリン** もある．

6-メルカプトプリンによるがんの治療を例に，くすりによる治療における効果と副作用，投与量，そして薬物代謝酵素の関係について説明する．TPMT により，メチル基が結合した 6-メチルメルカプトプリンは，がんを小さくする効果，副作用ともに弱い．6-メルカプトプリンの代謝を図 3.6 に示した．6-チオグアニンヌクレオチド（6-TGN）が，活発に DNA の合成をしながら増殖しているがん細胞を殺す本体である．ただし，6-TGN は同時に副作用の原因にもなる物質であることががんのくすりの難しい点である．6-TGN が体の中にたくさん生成

すればするほどがんが小さくなるならば簡単であるが，血液の中の6-TGNの濃度がある程度を超えてしまうと副作用が強く現れて，患者は治療に耐えることができない．

　欧米人の中に，TPMTの活性が際立って低いヒトたちがいることがわかってきた．図3.7をみながら考えると，TPMTの働きが非常に低い患者の場合には，投与された6-メルカプトプリンの多くが6-TGNの方へと流れることになる．そうなると副作用が強くなってしまうので，投与量を下げなければならない．

　TPMTの活性が低い原因の一つでよく知られているものは，TPMTの遺伝子の塩基配列のわずか1文字の違いである（SNP：a項参照）．欧米人の中で際立ってTPMTの活性が低いヒトのTPMTの遺伝子を調べると，対応する酵素の154番目と240番目のアミノ酸の2か所が大多数のヒトと異なっていた．大多数のヒトでは154番目のアミノ酸はアラニン，240番目のアミノ酸はチロシンであるのに対し，活性が低いヒトでは154番目はスレオニン，240番目はシステインになっている．TPMT遺伝子は $TPMT$ とイタリック体で表記される．活性が高い $TPMT^H$，それ以外で活性が低いタイプの遺伝子の型が $TPMT^L$ と表される．Hは活性が高い，つまりhighの頭文字H，Lは活性が低い，つまりlowの頭文字Lである．

　TPMTの活性が際立って低いヒトでは6-メルカプトプリンの投与量を下げなければならないが，最初に述べたように，いくらくすりの効き方と関係があるからといっても肝臓の酵素の働きを簡単に調べることはできない．TPMTの活性は赤血球で測定できる．あるいは，くすりを投与した患者から採取した赤血球に残っている6-TGNや6-メチルメルカプトプリンを測定する．TPMTの活性が著しく低いヒトでは6-メチルメルカプトプリンの量が低いことが予想される．

　効果や副作用と関係する6-TGNが赤血球にどれくらい残っているかを同時に調べる．遺伝子は，DNAさえ残っていれば毛根，口の中の粘膜，血液中の白血球などから調べることができる．現在では赤血球の活性と，遺伝子の両方を調べ，赤血球の活性が際立って低く，活性の低い $TPMT^L$ の遺伝子を2個有する患者では投与量を下げる．6-チオグアニンやアザチオプリンを投与した患者の $TPMT$ 遺伝子の型と赤血球の中の6-TGNや6-メチルメルカプトプリンの量が調べられており，その結果の概念図を図3.7に示す．父方，母方のどちらか一方から活性の低い $TPMT^L$ 型遺伝子を受け継いだヒト，すなわち，$TPMT^H/TPMT^L$ で表される遺伝子型を有するヒトへの安全なくすりの投与量は両親から $TPMT^H/TPMT^H$ を受け継いだヒトより低く設定する．そのとき，6-TGNの赤血球内の量がほぼ同等になっていることが重要である．また，メチルメルカプトプリンの量は $TPMT^H/TPMT^H$ の遺伝子型を有するヒトの方が高くなることも理解できるであろう．$TPMT^L$ 遺伝子をもつヒトの出現率は人種によって異なる．このような事象を遺伝子多型の人種差という．米国人で父方，母方両方から活性の低い $TPMT^L$ の遺伝子を受け継いだために際立ってTPMTの活性が低いヒトの割合は，300〜1000人に1人程度とされているが，日本人では4000人に1

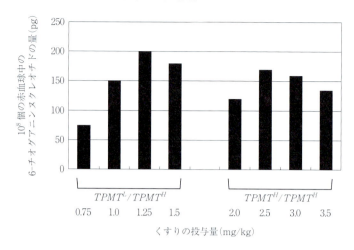

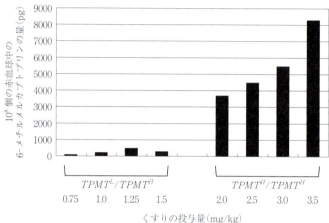

図3.7 チオプリン S-メチル転移酵素の遺伝子型に従って決められたくすりの投与量と代謝物の関係（概念図）
アザチオプリンの投与量と赤血球中の代謝物の量．2つの酵素遺伝子のうちの1つが，酵素活性の低い遺伝子をもつ患者ではほぼ同程度の6-チオグアニンヌクレオチド量になるように投与量を下げていることに注意．

人程度と考えられている．

　このように，遺伝子多型はくすりの効果や副作用と強く関連していることから，このことを考慮したくすりによる治療はきわめて重要であることがよく理解できるであろう． 　　　　　　　　　　　　　　　　　　　　　　　　　　（小澤正吾）

f. カテコール O-メチル転移酵素

　カテコール O-メチル転移酵素（カテコール O-メチルトランスフェラーゼ，**COMT**）とは，カテコール（ベンゼン環上のオルト位に2個の水酸基をもつもの．別名：1,2-ベンゼンジオール）の酸素原子 "O" にメチル基を結合させる酵素である．

　COMT は，細胞質に存在するタイプと小胞体膜に結合しているタイプの2種類が存在する．これらの2つタイプの酵素の，元の遺伝子は同一であるが，転写

開始点が異なるためにこのような多様性がみられる．すなわち，転写開始点が異なるために，疎水性が高く，小胞体膜に結合するタイプは酵素の N-末端部分に50個分長いアミノ酸配列をもつ．この配列は疎水性が高いアミノ酸を多く含むためにカテコール O-メチル転移の N-末端のペプチドの疎水性に差ができ，疎水性が低いものは細胞質に局在し，疎水性が高いものは小胞体膜に結合して存在する．これらの酵素によって S-アデノシル-L-メチオニンのメチル基がカテコールの構造をもつくすりなどの酸素原子に転移する．L-ドーパを基質とした COMT の反応，基質，メチル基を与える小分子（メチル基供与体）を図 3.8 に示す．ベンゼン環の置換基でアミンを含むものに対してメタ位，すなわち 3-位のメチル化反応を触媒する．

エピネフリン作動性神経伝達物質の**カテコールアミン**は COMT の内因性（生体にもともと存在する）の基質の代表例である．女性ホルモンの β-エストラジオールはシトクロム P-450 の触媒作用によってカテコールを生じる．β-エストラジオールは 3-位にフェノール性水酸基があるので，2-位に水酸化が起きても，4-位に水酸化が起きても，カテコール体を生じる．図 3.8 には 4-水酸化体の 4-ヒドロキシエストラジオールを示した．カテコールを含む構造を有するエストロゲンを総称してカテコールエストロゲンと呼ぶ．カテコールエストロゲンには発がん性があるのではないかと疑われており，このことは薬物代謝の毒性学的な意義を明確に示している．COMT によって 2 つの水酸基の片方がメチル化を受けると，カテコールエストロゲンの毒性が減る．

COMT は，赤血球や白血球を用いて測定できる．酵素活性は全部のヒトに検

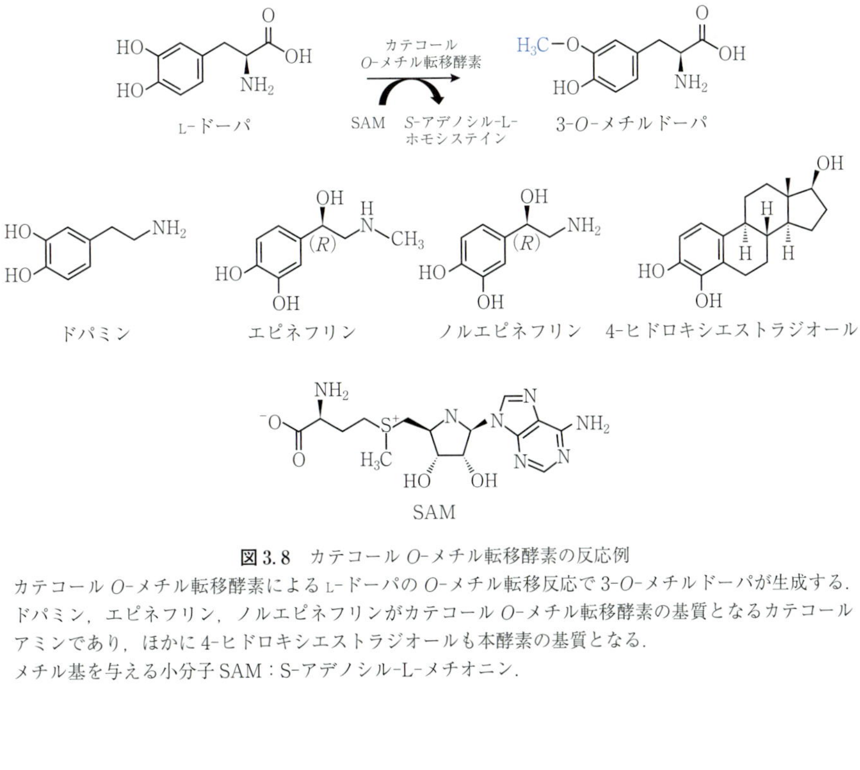

図 3.8 カテコール O-メチル転移酵素の反応例
カテコール O-メチル転移酵素による L-ドーパの O-メチル転移反応で 3-O-メチルドーパが生成する．ドパミン，エピネフリン，ノルエピネフリンがカテコール O-メチル転移酵素の基質となるカテコールアミンであり，ほかに 4-ヒドロキシエストラジオールも本酵素の基質となる．
メチル基を与える小分子 SAM：S-アデノシル-L-メチオニン．

出されるが，酵素活性の大きさに明確な個人差がある．酵素活性を左右する遺伝子多型もわかっているから，遺伝子を解析すれば酵素活性の高いヒトと低いヒトを予測することができる．小胞体型 COMT の 158 番目のアミノ酸がメチオニンであるヒト（Met 型）とバリンであるヒト（Val 型）が存在する．細胞質型では 108 番目のアミノ酸に Met 型と Val 型が存在する．その出現頻度は，白人では Met 型，Val 型がほぼ 50% ずつであるのに対し，アフリカ人では Met 型 66%，Val 型 34%，韓国人では Met 型 81%，Val 型 19% で，かなりの人種差が認められている．

Met 型より Val 型の COMT の存在量が多く，Val 型が高活性型遺伝子といわれている． (小澤正吾)

g. その他の酵素の遺伝子多型とその臨床的意義

薬物代謝の意義の一つは，くすりを含む化学物質が代謝されて作用や副作用が弱まったり，水溶性が高まって，結果的に排泄しやすい構造に変換されることである．したがって，遺伝子多型を示す酵素で解毒的に代謝されるくすりの場合には，酵素の活性が低いヒトに副作用が現れやすい．

遺伝子多型は酵素の活性を左右するから，該当する遺伝子を解析すればくすりの効き目を予測することができる．近年になって研究が進み，遺伝子解析によって患者一人ひとりの薬効や毒性を予測することが可能になってきた．これを**個別化（テーラーメイド）医療**または**個別化薬物療法**という．ここでは，個別化医療でしばしば登場する代表的な酵素として**アセチル転移酵素**のうちでも**2 型 N-アセチル転移酵素（NAT2）**（2.2.3 項 d 参照）と UDP-グルクロン酸転移酵素（UGT）のうち **UGT1A1**（2.2.3 項 a 参照）の遺伝子多型の臨床的意義について実際例を紹介する．

ヒトの $NAT2$ 遺伝子には，アミノ酸の置換を伴う遺伝子多型が知られている．変異型の遺伝子多型をもつヒトでは酵素活性が著しく低い．アミノ酸置換が起こるような $NAT2$ 遺伝子の多型は複数あり，それぞれ特有の名前がつけられている．日本人にみられる酵素活性が著しく低い遺伝子の型は $NAT2^*5$，$NAT2^*6$，$NAT2^*7$ である．これらの遺伝子型を父方，母方両方から受け継いだヒトは NAT2 の基質となるイソニアジド（抗結核薬）のアセチル化代謝がきわめて低く，イソニアジド投与後長い時間，イソニアジドの血中濃度が高いままとなる．このようなヒトは日本人では 10% 程度であり，アセチル化の遅いヒト（slow acetylator）と呼ばれている．一方，欧米人（白人）ではアセチル転移酵素活性が低いヒトは 50% 程度もおり，明瞭な人種差がある．

日本人にみられるアセチル転移酵素活性が低い 3 種の遺伝子型（$NAT2^*5$，$NAT2^*6$，$NAT2^*7$）をまとめて $NAT2^L$ と表記する．活性が高く，日本人では多数派の遺伝子型 $NAT2^*4$ を $NAT2^H$ と表記すると，両親から受け継ぐ遺伝子型は，$NAT2^H/NAT2^H$，$NAT2^H/NAT2^L$，$NAT2^L/NAT2^L$ の 3 種類となる．図 3.9 に欧米人におけるイソニアジドの血中濃度の分布を示す．高活性，中間の活性，低活性の各グループによる 3 つの山ははっきりとはみえないが，少なくとも

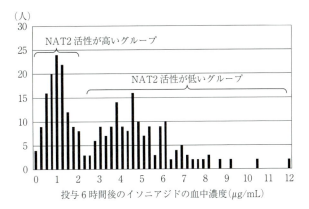

図 3.9 イソニアジド投与後の血中濃度と人数と 2 型 N-アセチル転移酵素 (NAT2) 活性のグループ（欧米人における概念図）
欧米人では人数として NAT2 活性が高いグループと低いグループはほぼ 1：1 である．日本人では 90％ が活性が高いグループになるので，本図の活性が高いグループの人数が大幅に高くなると想定される．

NAT2 活性が高いために血中のイソニアジドの濃度が低いグループは明瞭に区別されている．イソニアジドによる末梢性神経炎や視神経炎は，活性が低いヒトのグループに属するヒトに現れやすい．

近年，日本人でも大腸がんにかかるヒトが増えてきた．大腸がんや他のがんにわが国で開発された**イリノテカン塩酸塩**（抗がん薬）が用いられる．このくすりは，図 3.10 に示した経路で代謝される．代謝経路の途中にある SN-38 という代謝物ががん細胞を殺す活性体である．この代謝物は正常細胞に対しても毒性が強いので，血中に高い濃度で長くとどまることは好ましくない．SN-38 はヒトの UGT1A1 によってグルクロン酸抱合され，毒性が低いグルクロン酸抱合体に変換され，排泄される．

ヒトの *UGT1A1* 遺伝子に関しては，イリノテカン塩酸塩による副作用を予知するために有用な多型が 2 種類存在する．変異型の遺伝子は，*UGT1A1*6* と *UGT1A1*28* と呼ばれている．大多数のヒトがもつ野生型の *UGT1A1*1* では 71 番目のアミノ酸がグリシンであるのに対して，変異型で少数派の *UGT1A1*6* ではアルギニンに替わっており，*UGT1A1*6* 型遺伝子由来の酵素である UGT1A1*6 の活性は野生型の約 50％ に低下している．なお，遺伝子の名前を書くときにはイタリック体で，mRNA や酵素の名前は立体で書く決まりになっている．

*UGT1A1*28* は，遺伝子から mRNA に転写されるために必要なプロモーター領域にある TA という塩基 2 文字の列の繰り返しの回数が異なるものである．多数派（野生型）の遺伝子型では 6 回の繰り返しで，変異型（少数派）の *UGT1A1*28* では 7 回である．*UGT1A1*28* 型遺伝子からつくられる酵素の量は野生型の 50％ あるいはそれ以下に低下している．*UGT1A1* 遺伝子の塩基配列を上流から下流へ，つまり 5′ 側から 3′ 側へみていくと，これらの違いは *UGT1A1*28* に相当する箇所が上流，*UGT1A1*6* に相当する箇所が下流に存在する．現在までのところ，1 本の *UGT1A1* 遺伝子上に上流の繰り返しの回数が

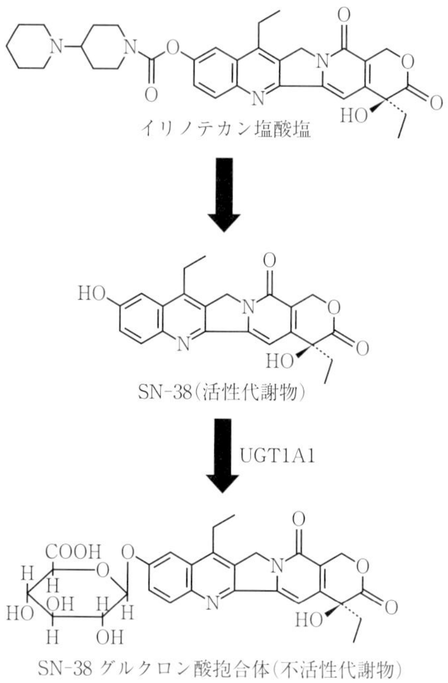

図 3.10 イリノテカン塩酸塩の代謝経路と代謝物の抗がん活性
UGT1A1：ウリジン二リン酸（UDP）-グルクロン酸転移酵素 1A1．

7 回で，下流がアルギニン型である遺伝子型，つまり両方の場所が同時に変異型となっている遺伝子型は知られていない．したがって，両親から受け継いだ 2 つの低活性型 *UGT1A1* 遺伝子の組み合わせは，*UGT1A1*6/UGT1A1*6*，*UGT1A1*6/UGT1A1*28*，*UGT1A1*28/UGT1A1*28* の 3 つのタイプとなる．*UGT1A1*6*，*UGT1A1*28* 遺伝子型の頻度は日本人において 15％ 程度である．すると，低活性型遺伝子型を 2 つもっている上記 3 つのタイプのヒトの割合の合計は，理論上約 9％ となる．このようなヒトにはイリノテカン塩酸塩の副作用が現れやすい（図 3.11）．

　UGT1A1 遺伝子の型の受け継ぎ方（遺伝）によるイリノテカン塩酸塩の副作用の現れやすさに関する概念図を図 3.12 に示す．低活性型 *UGT1A1* 遺伝子（*UGT1A1^L* 型：図 3.12）を 2 つ受け継いでいるヒトのほぼ半数が副作用を経験することになる．それに対して，野生型を含めた高活性型遺伝子（*UGT1A1^H* 型：図 3.12）を 1 つ以上もっているヒトの 80％ 程度はくすりの副作用が現れない．このようなことから，あらかじめ *UGT1A1* の遺伝子型を診断した上で治療に入ることができることを目的に，遺伝子診断キットが開発され，今や保険適用となっている．これは個別化（テーラーメイド）薬物療法実践の好例といえる．

　第 3 章のポイントは，患者一人ひとりに合ったくすりを，遺伝子の型を調べることで科学的に選択することである．くすりの代謝に関わる酵素の遺伝子多型を調べることによって，個別化医療が可能になることが理解できたであろう．

(小澤正吾)

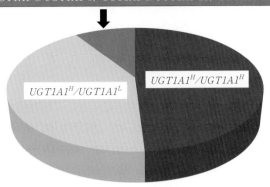

図3.11 UDP-グルクロン酸転移酵素 1A1（UGT1A1）低活性型遺伝子を2つもつヒト，1つもつヒト，全くもたないヒトの割合

UGT1A1 低活性型遺伝子は $UGT1A1^L$ と表されるもので，$UGT1A1^*6$ または $UGT1A1^*28$ である．低活性型遺伝子を2つもつヒト，つまり $UGT1A1^L/UGT1A1^L$ のヒトは，$UGT1A1^*6/UGT1A1^*6$，$UGT1A1^*6/UGT1A1^*28$，$UGT1A1^*28/UGT1A1^*28$ の3通りの組み合わせのどれかをもっている．そのようなヒトの割合は，それぞれ理論上 2.3%，4.5%，2.3% となるので合計約9%である．低活性型遺伝子以外の遺伝子の型である $UGT1A1^H$ には，$UGT1A1^*1$ のほか，酵素の働きにはあまり影響がない少数派遺伝子型が含まれる．UGT1A1 低活性型遺伝子を1つもつヒトは $UGT1A1^H/UGT1A1^L$ と表され，割合は理論上約 42% であり，低活性型遺伝子を全くもたないヒトは $UGT1A1^H/UGT1A1^H$ と表され，割合は理論上約 49% である．

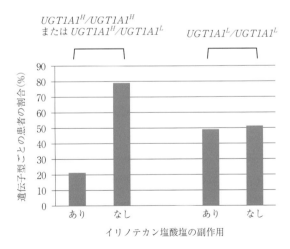

図3.12 UDP-グルクロン酸転移酵素 1A1（UGT1A1）遺伝子型とイリノテカン塩酸塩の副作用の現れやすさ（概念図）

$UGT1A1^L$ は，$UGT1A1^*6$ または $UGT1A1^*28$ を示す．$UGT1A1^L/UGT1A1^L$ のヒトは，$UGT1A1^*6/UGT1A1^*6$，$UGT1A1^*6/UGT1A1^*28$，$UGT1A1^*28/UGT1A1^*28$ の3通りの組み合わせのどれかをもっている．$UGT1A1^H$ には，$UGT1A1^*1$ のほか，酵素の働きにはあまり影響がない少数派遺伝子型が含まれる．$UGT1A1^L/UGT1A1^L$ のグループで，副作用が現れるヒトの割合が最低1つの $UGT1A1^H$ をもつグループの2倍以上も高いことがポイントである．

3.2　くすりの体内動態と薬効の変化（2）―外的要因―

▷▷この節のポイントと目標

　この節では，くすりの体内動態と効き目や副作用の要因の一つである薬物代謝酵素に影響を及ぼす外的因子について，以下の2項目を中心に，基礎的な知識を習得することを目標としている．これらの外的要因は，くすりの生体内動態と効き目や副作用を左右することから，薬物相互作用として注目されている．

① 薬物代謝酵素の個人差に関係する外的因子である誘導や阻害現象を例にあげて説明できる．（コアカリ E4-1【④代謝】5）
② 薬物代謝阻害を原因とする薬物相互作用とその臨床意義について説明できる．（コアカリ E4-1【④代謝】5）

　併用しているくすりや飲食物などの環境因子により，薬物代謝酵素活性はさまざまに誘導または阻害される．これら外的な因子により生じる患者の薬物代謝酵素活性の変動の個人差は，きわめて大きい場合がある．リファンピシン，カルバマゼピン，フェノバルビタールなどの併用による酵素誘導と，エリスロマイシン，シメチジン，グレープフルーツジュースなどによる薬物代謝酵素活性の阻害などは，過去の薬剤師国家試験に出題されている．この節では，薬物代謝酵素活性が誘導または阻害された結果生じる，くすりの生体への影響の理解を深める．

（山崎浩史）

薬物代謝と薬物相互作用

　医療の現場において，疾病の治療のために処方されるくすりが1種類であることはまれであり，ほとんどの場合，複数のくすりが処方される．複数のくすりを処方することを**薬物併用**という．くすりを併用する主な目的は，患者が複数の疾患にかかっている場合にそれぞれの疾患に必要なくすりを処方する必要があること，くすりの薬効を強めることを期待して処方する必要がある場合，さらに処方されたくすりの副作用を抑えることを期待する場合などがある．くすりが併用されたときは，それぞれのくすりが単独で使用されるときと比べて，新たな副作用が現れることがある．このことを**薬物相互作用**による副作用の発現という．

　わが国において薬物相互作用が注目を浴びるきっかけとなったのは，1993年に起こった，俗に**ソリブジン事件**と呼ばれる**医療事件**である．**ソリブジン（抗ウイルス薬）**と**5-フルオロウラシル（5-FU）（抗がん薬）**の誘導体の併用により，血液障害をはじめとする5-FUの副作用が生じたのである．なぜがんの患者にソリブジンを投与したかというと，がんの患者は免疫力が低下しており，そのために**単純ヘルペスウイルス**に感染したり，神経細胞に潜んでいた**水痘・帯状疱疹ウイルス**が再度増殖しやすくなったりするので，これらのウイルス感染症の治療に使われたからである．治験段階で3名，市販後に17名の死者が出た．ソリブジンが腸内細菌で代謝されて生成した**5-ブロモビニルウラシル**が5-FUを代謝する**ジヒドロピリミジン脱水素酵素**（3.1.2項d参照）を不可逆的に阻害するため

に，5-FUの血液毒性が高まった結果である．この事件はくすりの構造・化学的な知識や薬物代謝学的な考察力の大切さ，くすりの適正使用への関心の低さ，添付文書などの情報の重要性，さらには医薬分業の大切さを認識させる事件であった．さらに，この事件の反省すべき点は，この事件は本来くすりが悪かったのではなく，使用した医療関係者による，いわば「人為的な事件」だったことである．医療関係者がくすりの性質を十分に理解して注意して使っていれば，今でも「帯状疱疹の患者の第一選択薬」として使われていたに違いない．実際，ソリブジンは第一選択薬であったアシクロビルよりも抗ウイルス作用が強い．

薬物相互作用はさまざまなメカニズムで生じるが，主に2つに分けられる．一つは薬物動態学的相互作用と呼ばれるもので，くすりの吸収，分布，代謝，排泄（ADME）の過程で生じるものである．もう一つは薬力学的相互作用と呼ばれるもので，作用部位でのくすりの効果の増減である．

くすりの中には，有効血中濃度の幅が狭く，血中濃度の小さな変化でもくすりが効かなくなるものや，効きすぎや副作用を起こすものがある．これらのくすりは薬物相互作用による影響も受けやすい．このようなくすりは薬物血中濃度モニタリング（therapeutic drug monitoring：TDM）を行いながら治療を行うのが一般的となってきている．

薬物相互作用について，その発現メカニズムごとの頻度を調べると，薬物動態学的機構によるものと薬力学的機構によるものに大別されるが，薬物動態学的機構の中では，薬物代謝が関与する割合が最も大きい．薬物代謝による相互作用には，さらに，薬物代謝酵素の阻害によるものと酵素誘導による代謝の促進によるものとがある．このうちでも，阻害によるものの頻度が高い．相互作用が生じるしくみについては，1つのメカニズムだけではなく複数のメカニズムが関わっていると考えられる．たとえば，薬物代謝酵素の阻害による相互作用と血清タンパク質との結合（分布）に由来する相互作用の両者が原因になっている場合がある．さらに，同一のくすりの組み合わせでも常に同じ相互作用が現れるわけではなく，個人差などさまざまな理由により，相互作用が出現しないこともある．イミプラミン塩酸塩（抗うつ薬）とバルビツール酸誘導体（睡眠薬・抗てんかん薬）の組み合わせや，ワルファリン（抗凝固薬）とリファンピシン（抗結核薬）の組み合わせの例のように，相互作用の結果が正反対になってしまう例もある．すなわち，イミプラミン塩酸塩の作用が増加する場合と減少する場合があり，ワルファリンの作用が増加する場合と低下する場合がある．医療の現場では，相互作用として現れた結果をもとに，その原因を追及し，相互作用に対処する能力が要求されてくる．

本項では，薬物相互作用のうち，薬物代謝が関与するものについて概説する．

a. シトクロムP-450が関与する薬物相互作用
（i） シトクロムP-450の阻害による相互作用

薬物代謝を介する相互作用は，シトクロムP-450（以下，P-450）の活性の変化によるものが多い．中でも，薬物代謝酵素の阻害によってくすりの効き目が変

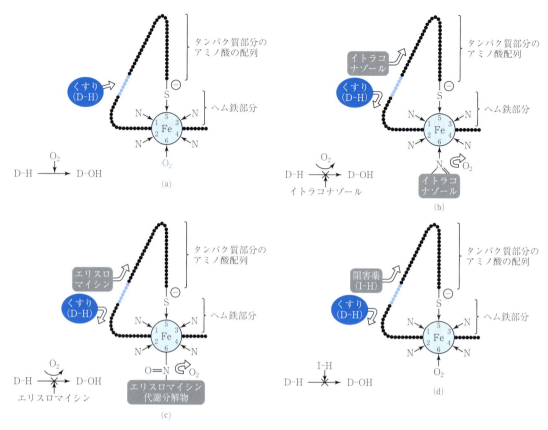

図 3.13 シトクロム P-450 の阻害による薬物相互作用のメカニズム

タンパク質部分を構成するアミノ酸1つ1つを○で表している．また，くすりが結合するアミノ酸配列部分を●で表している．したがって，(a)～(d) を通じて P-450 の基質となる薬物（D-H）がその●の配列部分と結合しているようすが示されている．くすりは P-450 によって水酸化されるモデルとなっており，くすり（D-H）が水酸化された代謝物（D-OH）に変化している．阻害するくすりは阻害薬（I-H）で表されている．また，P-450 のヘム鉄部分の数字（1～6）は配位座の番号を示している．

(a) P-450 の構造（ヘム鉄部分とタンパク質部分）の中にくすり（D-H）や分子状酸素（O_2）が結合する部位がある．分子状酸素はヘム鉄の第 6 配位座に結合する．

(b) アゾール系抗真菌薬のイトラコナゾールやヒスタミン H_2 受容体遮断薬のシメチジンは P-450 のヘム鉄第 6 配位座に配位結合する．これにより本来結合すべき分子状酸素（O_2）が結合できなくなるために P-450 の機能が抑制され，この P-450 で代謝されるくすりの代謝が阻害される．また，イトラコナゾールはこの P-450 で代謝される他のくすりの結合部位を競合して代謝を阻害する．

(c) マクロライド系抗生物質のエリスロマイシンは P-450 により代謝され，生成した代謝物と P-450 のヘム鉄第 6 配位座部分がニトロソアルカン複合体を形成する．P-450 は不活性化されるため，この P-450 で代謝されるくすりの代謝は阻害される．また，エリスロマイシンはこの P-450 で代謝される他のくすりの結合部位を競合して代謝を阻害する．

(d) 阻害薬（I-H）が，代謝されるくすりが結合するアミノ酸配列部分を取り合う，すなわち競合する．阻害薬（I-H）が存在するため，本来代謝されるくすりの結合ができにくくなり，代謝が阻害される．

化する相互作用が多い．通常は図 3.13 (a) のように P-450 による酸化作用が進む．P-450 の阻害機構としては，(1) くすり自体またはくすりの代謝産物が P-450 のヘムに配位したり（図 3.13 (b)）共有結合したり（図 3.13 (c)）して複合体を形成，(2) 同じ分子種の P-450 によって代謝されるくすり同士が P-450 を競り合って阻害（図 3.13 (d)），(3) その他に分類される．

(1) くすりが P-450 のヘムへ結合する場合や複合体を形成する場合

① イミダゾール環，トリアゾール環，ベンズイミダゾール環をもつくすりに

よる阻害： イミダゾール環をもつ**ヒスタミン H_2 受容体阻害薬**である**シメチジン（消化性潰瘍薬）**，イミダゾール環やトリアゾール環をもつ**アゾール系抗真菌薬**，ベンズイミダゾール環をもつ**プロトンポンプ阻害薬**である**オメプラゾール（消化性潰瘍薬）**は，環の窒素原子を介して P-450 の鉄原子の第 6 配位座に配位するため，多くの P-450 分子種の酵素活性を阻害する（図 3.13 (b)）．

実際，シメチジンは，トリアゾラム（ベンゾジアゼピン系睡眠薬），ワルファリン（抗凝固薬），フェニトイン（抗てんかん薬），プロプラノロール塩酸塩（降圧薬・抗不整脈薬），リドカイン塩酸塩（抗不整脈薬・局所麻酔薬）などと併用すると，これらのくすりの血中濃度を上昇させ，カルバマゼピン（抗てんかん薬）との併用ではカルバマゼピン中毒を起こすことがあるので，併用注意となっている．

ヒスタミン H_2 受容体阻害薬には，シメチジンのほか，**ラニチジン**や**ファモチジン**などイミダゾール環をもたないものがあり，これらは P-450 を阻害しないので，薬物相互作用を避けることができる．

アゾール系の抗真菌薬との併用により，キニジン硫酸塩水和物（抗不整脈薬）の副作用である心室性不整脈が誘発されることがある．また，アゾール系抗真菌薬との併用は，トリアゾラムによる睡眠鎮静作用の延長や増強を起こすことがあり，併用禁忌である．さらに，シンバスタチン（高コレステロール血症治療薬）の副作用である横紋筋融解症の発現や，アゼルニジピン（降圧薬）による低血圧がみられることがあり，エルゴタミン製剤（片頭痛治療薬）による血管れん縮が発現することもある．また，アゾール系抗真菌薬はテオフィリン（気管支拡張薬），ナテグリニド（血糖降下薬），シクロスポリン（免疫抑制薬），リトナビル（HIV プロテアーゼ阻害薬），ワルファリン，フェニトインなどの血中濃度上昇や作用増強をもたらす．

プロトンポンプ阻害薬のオメプラゾールも，併用により，フェニトインの半減期延長やワルファリンの作用を増強する．

② ヒドラジン系薬： **ヒドラジン基**（-NHNH$_2$）をもつくすりは，ヒドラジン基の窒素が P-450 のヘムへ結合することにより，その活性を阻害する．代表的なくすりは**イソニアジド**（**抗結核薬**）であり，併用によりテオフィリンのクリアランスの低下を起こし，ワルファリンの作用を増強し，フェニトインやカルバマゼピンの中毒を起こすことがある．

③ マクロライド系抗生物質： ジメチルアミノ基をもつアミノ糖を分子内に含むエリスロマイシンなどの **14 員環マクロライド系抗生物質**は，**CYP3A** により N-脱メチル化される．この代謝物（N-脱メチル体）はアミノ基の窒素を介して CYP3A のヘム部分に共有結合して阻害する（図 3.13 (c)）．このように酵素の働きにより生成した代謝物が酵素自体を阻害することを**代謝機構依存的阻害**（mechanism-based inhibition：**MBI**）と呼んでいる．同様のアミノ糖を含む **16 員環マクロライド系抗生物質**では分子内のアミノ糖の結合様式が異なるため，14 員環系薬とは P-450 のヘムへの結合が異なり，酵素阻害も少ない．マクロライ

ド系抗菌薬による薬物代謝の阻害は代謝物によるので，相互作用の発現までに時間を要する．さらに，代謝物とP-450のヘムとの結合は共有結合であるため，阻害効果が強く，また，持続する．

エリスロマイシンは，CYP3Aで代謝されるエルゴタミン製剤との併用で麦角中毒が，シサプリド（消化器官用薬）との併用でQT時間延長・心室性不整脈が現れるので併用禁忌となっている．また，クラリスロマイシンは，同じくエルゴタミン製剤のほか，ピモジド（抗精神病薬）と併用するとQT時間延長・心室性不整脈が現れるので禁忌である．CYP3Aで代謝されるトリアゾラム，カルバマゼピン，さらに一部CYP3Aでも代謝されるワルファリン，テオフィリンの血中濃度が上昇する．CYP3Aで代謝されるくすりは種類が多いので注意を要する．

クラリスロマイシンも分子内にジメチル化したアミノ糖を含んでおり，CYP3A群を阻害する．ピモジドとの併用では，心電図上のQT時間の延長を引き起こすので併用禁忌となっている．

④ エチニルエストラジオール： **エチニルエストラジオール**（**卵胞ホルモン（エストロゲン）薬・経口避妊薬**）のエチニル基は，P-450で代謝された後，P-450のヘム部分またはタンパク質部分に共有結合するので阻害効果が現れる．これも**MBI**であり，代謝物がP-450と共有結合するので阻害効果が持続的である．また，阻害はCYP3Aに特異的であり，この酵素で代謝される多くのくすりとの相互作用に注意が必要であり，イミプラミン塩酸塩，アミトリプチリン塩酸塩（以上，抗うつ薬），副腎皮質ステロイド（抗炎症薬・抗アレルギー薬），タクロリムス水和物，シクロスポリン（以上，免疫抑制薬），テオフィリンなどとの相互作用が知られている．

(2) 同一のシトクロムP-450で代謝されて競合する場合（図3.13（d））

すでに述べられているように，P-450の各分子種はさまざまなくすりや毒物を代謝する．また，複数の分子種で代謝されるくすりも多い．このことは，複数のくすりが存在するとき，それらが同一の酵素で代謝される可能性があることを意味している．複数のくすりが同一のP-450の分子種で代謝されるとき，基質であるくすり同士による酵素の奪い合いが生じ，**競合阻害**が起きる（図3.13（d））．その際，2種のくすりの酵素に対する親和性が異なるときは，親和性が高いくすりが低いくすりの代謝を阻害する．親和性が同じ程度のくすりの場合には，互いの代謝を阻害することになる．以下，代謝酵素ごとに相互作用の例を示す．

① CYP2C9： **フルバスタチンナトリウム（高コレステロール血症治療薬）**は**CYP2C9**との親和性が高く阻害効果が強いので，この酵素で代謝されるくすりとの併用には注意が必要である．イマチニブメシル酸塩（抗がん薬）はCYP2C9でも代謝されるため，CYP2C9で代謝される代表的なくすりであるワルファリンと競合阻害を起こし，薬効を増加させる．ワルファリンは，ナテグリニドやスルホニル尿素薬（以上，血糖降下薬）との併用で互いに作用を増強する．また，フェニトインと併用するとフェニトイン中毒が発現したり，ワルファリン

による出血傾向がみられたりすることがある．

②CYP2C19： CYP2C19 によって代謝される代表的なくすりは，**イミプラミン塩酸塩**である．バルビツール酸系のくすりと併用すると互いに作用を増強する．しかし，後で述べるようにバルビツール酸系のくすりは酵素誘導剤でもあり，誘導が起きた場合にはイミプラミン塩酸塩の代謝が高まり，薬効が低下する．オメプラゾールも CYP2C19 によって代謝される典型的なくすりの一つである．

③CYP2D6： **CYP2D6** が関与する相互作用としては，**イミプラミン塩酸塩**と**アンフェタミン（覚醒薬）**の併用，**プロプラノロール塩酸塩**と**クロルプロマジン塩酸塩（抗精神病薬）**の併用などがあげられ，注意が必要である．また，CYP3A 群で代謝されるキニジン硫酸塩水和物は CYP2D6 への親和性が強く，強力な阻害薬として働くので，CYP2D6 で代謝されるくすりとの併用にはことさら注意が必要である．

④CYP3A： 臨床で使用されるくすりの 50% 以上は **CYP3A4** により代謝されるので，CYP3A4 を競合阻害するくすりの組み合わせの例は非常に多い．CYP3A4 に対する親和性は **HIV プロテアーゼ阻害薬**が高い．リトナビルは，ミダゾラム（麻酔薬），エルゴタミン酒石酸塩，ジヒドロエルゴタミンメシル酸塩（以上，片頭痛治療薬），ピモジド，トリアゾラムなどとの併用が禁忌となっている．他方，インジナビル硫酸塩も，アルプラゾラム（抗不安薬），ピモジド，ミダゾラム，トリアゾラム，エルゴタミン酒石酸塩などとの併用が禁忌となっている．その他の HIV プロテアーゼ阻害薬のアンプレナビル，サキナビルメシル酸塩も併用禁忌となるくすりが多い．

その他，CYP3A で代謝されるベラパミル塩酸塩（抗不整脈薬），ジルチアゼム塩酸塩，アゼルニジピン（以上，降圧薬），アトルバスタチン（高コレステロール血症治療薬），グリベンクラミド（血糖降下薬），プレドニゾロン（副腎皮質ステロイド薬），ダナゾール（女性ホルモン薬），シクロスポリンなども競合阻害による相互作用を起こすくすりなので注意が必要である．

(3) その他の阻害反応

P-450 を阻害するその他のくすりには，P-450 分子非特異的な阻害薬と，特異的な阻害薬がある．

①非特異的代謝阻害薬

・アロプリノール： **アロプリノール（痛風治療薬）**は，**キサンチン酸化酵素阻害薬**であるが，P-450 量も低下させる．シクロホスファミド（抗がん薬），スルホニル尿素薬（血糖降下薬），テオフィリン，ワルファリン，シクロスポリンとの相互作用（作用増強）が報告されており，併用時には TDM を実施することが望ましい．

・アミオダロン塩酸塩： **アミオダロン塩酸塩（抗不整脈薬）**は体内にとどまりやすく，くすりを飲むことをやめた後も P-450 酵素阻害作用が長く続くことがある．アミオダロンは CYP3A で代謝されるが，非特異的に P-450 分子種を阻

害する．プロカインアミド塩酸塩，フレカイニド酢酸塩（以上，抗不整脈薬），テオフィリン，ワルファリン，フェニトイン，シクロスポリンなどとの相互作用が知られている．

・バルプロ酸ナトリウム，メチルフェニデート： バルプロ酸ナトリウム（抗不整脈薬）は，アミトリプチリン塩酸塩（抗うつ薬），フェニトイン，カルバマゼピンとの併用でこれらの薬効を増強する．メチルフェニデート塩酸塩（精神刺激薬）は，フェニトイン，イミプラミン塩酸塩の薬効を増強する．

・チクロピジン塩酸塩： チクロピジン塩酸塩（抗血小板薬）はテオフィリン，フェニトインと相互作用する．前者の相互作用は投与 10 日後，後者は 7 日後に現れており，長期の TDM が必要である．

・選択的セロトニン再取込み阻害薬（selective serotonin reuptake inhibitor：SSRI）（抗うつ薬）： フルボキサミンマレイン酸塩は CYP1A2 と CYP2C19 を，パロキセチン塩酸塩水和物は CYP2D6 を強く阻害する．

・非ヌクレオシド系 HIV 逆転写酵素阻害薬： エファビレンツはトリアゾラム，ミダゾラムとの併用で呼吸抑制などを，エルゴタミン製剤との併用で末梢循環不全を引き起こす可能性があり，併用禁忌となっている．デラビルジンメシル酸塩もエルゴタミン製剤と併用禁忌となっている．さらに，CYP3A 群で代謝されるくすりとの併用も注意が必要である．

②特異的代謝阻害薬

・キノロン系抗菌薬： キノロン系抗菌薬は CYP1A2 を特異的に阻害するので，テオフィリンの血中濃度上昇（作用増強）を引き起こす．キノロン系抗菌薬であるシプロフロキサシン，ノルフロキサシンは CYP3A4 も阻害する．

・サルファ薬，フィブラート系薬，抗がん薬カペシタビン： これらのくすりは CYP2C9 を特異的に阻害するので，ワルファリンとの併用で相互作用が現れる（出血など）．

・グレープフルーツ： 果物のグレープフルーツに含まれるフラノクマリン系化合物が主に小腸部位で CYP3A を特異的に阻害するので，ジヒドロピリジン系カルシウム拮抗薬（降圧薬），タクロリムス水和物，キニジン硫酸塩水和物などの血中濃度が上昇する．食品とくすりの相互作用の代表といえる．

(ⅱ) シトクロム P-450 の酵素誘導による相互作用

くすりが薬物代謝酵素を誘導して，その結果生じる薬物相互作用である．酵素誘導とは，投与したくすりにより酵素タンパク質の量が増えることをいう．酵素誘導をするくすり（あるいは他の生体異物）が細胞内の受容体タンパク質と結合し，さらに核内受容体タンパク質とヘテロ二量体を形成し，酵素タンパク質をコードする DNA の転写開始点より上流（5′ 側）に存在する特定部位（反応領域）に結合し，転写活性を高める．その結果，mRNA 量が増加するので酵素タンパク質の量が増える．酵素誘導の発現はくすりを摂取してから数日あるいは数週間後に現れるのが一般的で，投与停止後も誘導効果が持続する場合が多い．

酵素誘導作用を示す代表的なくすりはリファンピシン，フェニトイン，カルバ

マゼピン，フェノバルビタール（睡眠薬・抗てんかん薬）などである．副腎皮質ホルモン薬やリトナビルも弱いながら酵素誘導を引き起こす．一方，喫煙やアルコール飲料の常飲・多飲も酵素誘導を起こすので薬物治療に影響を及ぼすことが知られている．さらに，健康食品扱いのセイヨウオトギリソウ（セントジョーンズワート）（抗うつ作用をもつ民間薬）も CYP3A4 を誘導して相互作用を起こす．CYP3A4 によって主に代謝される多くのくすりがセイヨウオトギリソウとの併用で血中濃度の低下が報告されているが，セイヨウオトギリソウは医師の処方がなくても購入できるので，薬剤師と患者のコミュニケーションが重要となる．

　リファンピシン，フェニトイン，カルバマゼピン，フェノバルビタールの服用によって，さらに喫煙によって，テオフィリンの代謝が亢進し薬効が低下することが知られている．ワルファリンもリファンピシンなど上記 4 薬との併用によって薬効が低下することが知られている．リファンピシンとの併用やフェニトインとの併用では，薬効が増加する例もある．リファンピシンは抗結核薬であり抗菌作用をもつので，服用すると腸内細菌数が減少し，腸内細菌が産生するビタミン K の量が低下してワルファリンの薬効が増加する．フェニトインはワルファリンの血漿タンパク質への結合量の低下を起こし遊離型のワルファリンを増やすことになるので，作用が強く現れる．エチニルエストラジオールも上記 4 薬，特にリファンピシンとの併用で代謝が亢進し，血中濃度が低下して避妊に失敗した症例がある．結核の患者が抗結核薬であるリファンピシンを服用し，同時に妊娠を避けるために経口避妊薬を服用した症例である．わが国では低用量ピルが多く使用されているので，リファンピシンの併用による避妊の失敗が多くなる可能性がある．

　このほか，メキシレチン塩酸塩（抗不整脈薬）はリファンピシンやフェニトインとの併用で，プロプラノロール塩酸塩（降圧薬・抗不整脈薬）はリファンピシンやフェノバルビタールとの併用で，カルバマゼピンはフェニトインやフェノバルビタールとの併用で代謝が増大し，薬効が低下する．

　インジナビル，アンプレナビル，サキナビルメシル酸塩，デラビルジンメシル酸塩（以上，抗 HIV 薬）はリファンピシンと併用禁忌となっている．

b.　シトクロム P-450 以外の酵素が関与する相互作用
（ⅰ）　ジヒドロピリミジン脱水素酵素（DPD）

　DPD は 5-FU を代謝して解毒化する酵素であり，ソリブジンの代謝物により阻害される．テガフール・ギメラシル・オテラシルカリウム配合薬にはギメラシルが DPD の阻害薬として配合されている．この配合薬では 5-FU のプロドラッグであるテガフールは単独投与の場合よりも少なく配合されているが，5-FU の代謝が阻害されるので抗がん作用は持続しており，抗がん作用も強い．ギメラシルは DPD を阻害するため，フルオロウラシル系薬，カペシタビン（以上，抗がん薬），フルシトシン（抗真菌薬）との併用は禁忌となっている．

（ⅱ）　キサンチン酸化酵素（XO）

　アロプリノールはこの酵素の阻害薬である．この酵素で代謝されるテオフィリ

ン，カフェイン（片頭痛治療薬），メルカプトプリン（抗がん薬），アザチオプリン（免疫抑制薬），ビダラビン（抗ウイルス薬）との併用には注意が必要である．

（iii） グルタチオン転移酵素（GST）

プロベネシド（痛風治療薬）は，アザチオプリンがこの酵素で活性化されるのを阻害するので薬効は低下する．

（iv） UDP-グルクロン酸転移酵素（UGT）

プロベネシドはグルクロン酸転移酵素を阻害する．そのため，この酵素で代謝されるジドブジンと併用注意である．

一方，P-450 を誘導するくすりはグルクロン酸転移酵素も誘導する場合が多い．そのため，この酵素で代謝されるアセトアミノフェンやジドブジン（抗HIV 薬）の薬効を弱める可能性がある．たとえば，HIV 感染者に抗結核薬としてリファンピシンを用いるとき，ジドブジンとの相互作用に注意が必要となる．HIV 感染者は免疫力が低下しており，結核などの感染症にかかりやすい．

（v） N-アセチル転移酵素（NAT）

イソニアジドとプロカインアミド塩酸塩は，N-アセチル転移酵素によりアセチル化を受け不活性化される．酵素活性の低い slow acetylator（日本人では 10% 程度，白人では 50% 以上）では両方のくすりの代謝が相互に阻害され薬効が増大する可能性がある．

（vi） モノアミン酸化酵素（MAO）

A 型 MAO により代謝されるトリプタン系セロトニン作働薬であるリザトリプタン安息香酸塩（片頭痛治療薬）は，プロプラノロール塩酸塩と併用すると，両者が MAO を競合して薬効が増強される．そのため，併用禁忌となっている．他のトリプタン系のくすりでも注意が必要である．

（石井賢二・小澤正吾）

3.3 過去の国家試験出題例

【問 1】 酵素誘導に起因する相互作用に関する以下の記述の正誤とその理由を述べよ．

1) 新生児の核黄疸治療の目的で，フェノバルビタールを投与することがある．これは代謝酵素誘導によりグルクロン酸抱合能を高めようとするものである．（国試 83 回，問 164）
2) カルバマゼピンは連用によって代謝酵素の誘導を起こし，同じ投与量をくり返し投与した場合，血中濃度は上昇する．（国試 86 回，問 157）
3) リファンピシンは，肝細胞内の核内レセプターに結合してシトクロム P450 の分子種 CYP3A4 を誘導する．（国試 96 回，問 154）
4) フェノバルビタールは，グルクロン酸転移酵素を含む複数の薬物代謝酵素を誘導する．（国試 96 回，問 154）
5) フェノバルビタールを連続投与すると，ワルファリンの代謝酵素が誘導されるため，ワルファリンの作用は減弱する．（国試 95 回，問 217）

6) 薬物代謝酵素の誘導は，その酵素で代謝される薬物によってのみ起こる．（国試98回，問170）
7) セントジョーンズワートの長期摂取により，ワルファリンの消失半減期が短縮し，ワルファリンの効果は低下する．（国試102回，問169改）

【問2】 薬物や嗜好品等に起因する相互作用に関する以下の記述の正誤とその理由を述べよ．

1) 薬物代謝酵素に対して誘導作用と阻害作用の両方を示す薬物がある．（国試96回，問154）
2) グレープフルーツジュース飲用によって，小腸のCYP3A4活性が阻害される．（国試87回，問181）
3) 喫煙はシトクロムP450の誘導を引き起こし，プロプラノロールの代謝を亢進することがある．（国試90回，問160）
4) セイヨウオトギリソウは，CYP3A4を誘導し，タクロリムスやシクロスポリンの血中濃度を低下させることがある．（国試90回，問218）
5) セントジョーンズワート（セイヨウオトギリソウ）を含む健康食品の摂取で，CYP3A4の誘導が起こる．（国試97回，問169）
6) 併用により薬物の血中濃度は変化せず，薬効が変化する相互作用を，薬物動態学的相互作用という．（国試98回，問170）

【問3】 酵素阻害に起因する相互作用に関する以下の記述の正誤とその理由を述べよ．

1) エリスロマイシンは，シトクロムP450（CYP3A4）の代謝活性を阻害するため，カルバマゼピンの血中濃度が上昇する．（国試87回，問151）
2) 2つの薬物を同時に投与したとき，同一のシトクロムP450分子種で代謝される場合には，薬物相互作用の原因となることがある．（国試89回，問153）
3) プラバスタチン及びロスバスタチンは，シトクロムP450による代謝を受けないことから，薬物相互作用が少ないとされている．（国試97回，問208）
4) シメチジンはシトクロムP450（CYP）のヘム鉄と複合体を形成し，CYPの代謝活性を増強する．（国試91回，問157）
5) ケトコナゾールは，核内レセプターに結合して代謝反応を阻害する．（国試93回，問155）
6) イトラコナゾールは，トリアゾラムの代謝を阻害するため，トリアゾラムの作用を増強する．（国試95回，問217）
7) イトラコナゾールはシトクロムP450（CYP）のヘム鉄に配位結合してCYPを阻害する．（国試99回，問169）

【問4】 薬物体内動態の生理的変動要因に関する次の記述の正誤とその理由を述べよ．

1) トルブタミドは，肝固有クリアランスが小さいために，肝障害に伴う肝血

流量の低下の影響を受けやすく，全身クリアランスが減少しやすい．（国試 85 回，問 163）
2) シトクロム P450 の発現分子種は，同一個体でも臓器によって異なる．（国試 87 回，問 95）
3) ヒトの異物代謝能の性差は，ラットに比べて大きい．（国試 87 回，問 95）
4) テオフィリンの体重当りの全身クリアランスは，成人に比較して，小児では高く，高齢者では低い．（国試 91 回，問 159）
5) 肝抽出率が 90% の薬物の肝クリアランスは，肝血流速度の変動の影響をほとんど受けない．（国試 96 回，問 160）
6) 経口投与後，未変化体として尿中に排泄された量が投与量に等しい薬物は，肝初回通過効果を受けない．（国試 96 回，問 160）
7) 一般に，高齢者の糸球体ろ過速度は成人と変わらない．（国試 102 回，問 45）

【問 5】 薬物体内動態の遺伝的変動要因に関する次の記述の正誤とその理由を述べよ．
1) オメプラゾールの代謝の個体差には，CYP2C19 の遺伝的多型が関係している．（国試 88 回，問 214）
2) 遺伝的要因により CYP2C19 の代謝活性が低い人の割合は，白人と比較して日本人の方が少ない．（国試 97 回，問 169）
3) アルデヒド脱水素酵素の多型は，顔面紅潮，悪心，嘔吐などのアルコール感受性の個体差の原因となる．（国試 89 回，問 160）
4) シトクロム P450（CYP）の分子種 CYP2D6 には遺伝子多型が存在するので，poor metabolizer 群では extensive metabolizer 群に比較して，ノルトリプチリンの消失が遅い．（国試 91 回，問 159）
5) イソニアジドのアセチル化代謝反応には遺伝的多型があり，日本人では白人に比べ，アセチル化能が低い人の割合が多い．（国試 91 回，問 159）
6) CYP2C9 遺伝子多型がワルファリンの薬効に最も影響する．（国試 97 回，問 69 改変）
7) シトクロム P450（CYP）の遺伝子多型では，代謝活性が上昇する場合や低下する場合がある．（国試 100 回，問 167）

【問 6】 病態時の薬物動態に関する次の記述の正誤とその理由を述べよ．
1) 肝障害によって肝血流量が低下した時は，肝血流律速型薬物であるリドカインの血中濃度は上昇する．（国試 86 回，問 164）
2) 肝硬変では肝臓のシトクロム P450 含量が低下するので，肝代謝律速型薬物であるアンチピリンの肝クリアランスは低下する．（国試 86 回，問 164）
3) 急性肝炎では，肝代謝律速型薬物であるワルファリンのタンパク結合率が増加するので，肝固有クリアランスは大きくなる．（国試 86 回，問 164）
4) 脂肪肝症状を示す患者の薬物代謝能は，肝硬変患者の薬物代謝能よりも低

い．（国試 91 回，問 159）
5) 非代償性肝硬変では，血漿アルブミン量の低下により，血漿中薬物濃度の非結合形の割合が増加する．（国試 95 回，問 160）
6) 心筋梗塞では，血漿 α_1-酸性糖タンパク質量の増加により，塩基性薬物の分布容積は減少する．（国試 95 回，問 160）
7) 呼吸不全では，動脈血の酸素分圧の低下により，肝シトクロム P450 による薬物代謝活性が増大する．（国試 95 回，問 160）
8) 心拍出量が減少したうっ血性心不全の患者では，健常人に比べ，プロプラノロールの全身クリアランスが低下する．（国試 102 回，問 168）

解答例
【問 1】
1) 正．2) 誤．カルバマゼピンは代謝酵素誘導を起こす薬物である．連用することにより自身の CYP3A4 による代謝を亢進し，血中薬物濃度の低下が起こる．3) 正．4) 正．5) 正．6) 誤．オメプラゾールは，それを代謝する主な酵素 CYP2C19 以外の薬物代謝酵素 CYP1A2 を誘導する．7) 正．

【問 2】
1) 正．2) 正．3) 正．4) 正．5) 正．6) 誤．併用により薬物の血中濃度が変化する相互作用を薬物動態学的相互作用という．

【問 3】
1) 正．2) 正．3) 誤．本設問は正解選択肢候補として出題されたが，代謝を受けないという断定的表現から廃問となった．4) 誤．シメチジンは，イミダゾール環の窒素原子がヘム鉄に配位することで，シトクロム P-450 分子種の活性を阻害する．5) 誤．ケトコナゾールは，シトクロム P-450 の活性中心ヘム鉄第 6 配位座に配位結合し，代謝反応を阻害する．6) 正．7) 正．

【問 4】
1) 誤．トルブタミドは肝固有クリアランスが小さく，血漿タンパク質結合率が大きいので，その全身クリアランスは，肝固有クリアランスと血漿タンパク質非結合率により影響を受けるが，肝血流量の影響をほとんど受けない．2) 正．3) 誤．ラットは性差が大きい実験動物である．ラットを用いて行われた実験データをヒトに外挿する場合はこの種差を考慮する必要がある．4) 正．5) 誤．血流律速となる．6) 正．7) 誤．一般に，糸球体ろ過速度は年齢とともに低下する．

【問 5】
1) 正．2) 誤．日本人では CYP2C19 活性を欠くグループの割合が約 20% であり，白人よりも多い．3) 正．4) 正．5) 誤．日本人ではアセチル化能の低いグループ (slow acetylator) の割合が約 10% であり，白人よりも少ない．6) 正．7) 正．

【問 6】
1) 正．2) 正．3) 誤．急性肝炎時，肝代謝律速型薬物であるワルファリンの血漿タンパク質結合率は低下する．4) 誤．肝硬変では薬物代謝能が著しく低下している．5) 正．6) 正．7) 誤．P-450 は酸素を必要とするので，酵素活性は低下する．8) 正．

（山崎浩史・小澤正吾）

索　引

欧　文

α₁-酸性糖たんぱく質　28
β-グルクロニダーゼ　36, 56
ADH（アルコール脱水素酵素，アルコールデヒドロゲナーゼ）　37, 54, 87
ADME　6, 24, 101
ALDH（アルデヒドデヒドロゲナーゼ，アルデヒド脱水素酵素）　87
ALT　81
AO（アルデヒド酸化酵素）　54
AST　81
ATP（アデノシン三リン酸）　70
AUC（血中濃度-時間曲線下面積）　17, 29, 31
CES（カルボキシルエステラーゼ）　37, 49
COMT（カテコール O-メチル転移酵素，カテコール O-メチルトランスフェラーゼ）　70, 94
CYP2A6　16
CYP2C9　66, 86, 104
CYP2C19　86, 105
CYP2D6　11, 85, 105
CYP3A　103
CYP3A4　4, 12, 79, 105
CYP3A7　13, 79
DNAチップ　87
DPD（ウラシル脱水素酵素，ジヒドロピリミジン脱水素酵素）　89, 100, 107
DT-ジアホラーゼ（NAD（P）H-キノン還元酵素）　54
eGFR（推定糸球体濾過速度）　33
EH（エポキシドヒドロラーゼ，エポキシド水解酵素）　16, 37, 54
EM（迅速代謝者）　82
FAD（フラビンアデニンジヌクレオチド）　37
FMN（フラビンモノヌクレオチド）　37
FMO（フラビン含有モノオキシゲナーゼ，フラビン含有一原子酸素添加酵素）　8, 37, 46
FMO3　48, 49
5-FU（5-フルオロウラシル）　52, 100
GFR（糸球体濾過速度）　33
GSH（グルタチオン）　36, 62

GST（グルタチオン S-転移酵素，グルタチオン S-トランスフェラーゼ，グルタチオン抱合酵素）　38, 62
HIVプロテアーゼ阻害薬　105
ICH（医薬品規制ハーモナイゼーション国際会議）　84
MAO（モノアミン酸化酵素）　37, 54, 108
MBI（代謝機構依存的阻害）　12, 103
MRP2　34
NADH（還元型ニコチンアミドアデニンジヌクレオチド）　43
NADH-b_5還元酵素　43
NADPH（還元型ニコチンアミドアデニンジヌクレオチドリン酸）　37, 48
NAD（P）H-キノン還元酵素（DT-ジアホラーゼ）　54
NADPH-P-450還元酵素　37, 43
NAT（（N-）アセチル転移酵素，アセチルトランスフェラーゼ）　10, 38, 64, 96, 108
NAT2（2型 N-アセチル転移酵素）　96
PAPS（3′-ホスホアデノシン 5′-ホスホ硫酸，活性硫酸）　37, 59
PBMC（末梢血単核球）　89
PCB（ポリ塩化ビフェニル）　6
PCR法（ポリメラーゼ連鎖反応法）　87
PD（薬力学）　11
PK（薬物動態，ファーマコキネティックス）　6
PM（代謝欠損者）　82
S9（9000×g 遠心上清画分）　40
slow acetylator　96, 108
SNP（一塩基多型）　45, 65, 87, 90
SSRI（選択的セロトニン再取込み阻害薬）　106
SULT（スルホトランスフェラーゼ，硫酸転移酵素）　10, 16, 59
TDM（薬物血中濃度モニタリング）　101
TMT（チオール S-メチル転移酵素，チオール S-メチルトランスフェラーゼ）　70
TPMT（チオプリン S-メチル転移酵素，チオプリン S-メチルトランスフェラーゼ）　70, 92
UDP（ウリジン二リン酸）　37

UDPGA（ウリジン二リン酸-α-グルクロン酸）　37, 55
UGT（ウリジン二リン酸-グルクロノシルトランスフェラーゼ，ウリジン二リン酸-グルクロン酸転移酵素，グルクロン酸転移酵素）　13, 37, 55, 79, 108
UGT1　55
UGT1A1　96
UGT2　55
XO（キサンチン酸化酵素）　54

ア　行

亜鉛含有酵素群　37
亜群（サブファミリー）　39, 84
アザチオプリン　71, 92
アシクロビル　51
アシルヒドロキサム酸（N-ヒドロキシアセトアミド）　66
アスピリン　49
アセチル CoA（アセチル補酵素 A）　38, 64
O-アセチル化　66
アセチル基　36
N-アセチル転移酵素（アセチルトランスフェラーゼ，NAT）　10, 38, 64, 96, 108
O-アセチル転移反応　66
アセチル補酵素 A（アセチル CoA）　38, 64
アセトアミノフェン　16, 56, 60
アゾ基　37
アゾール系抗真菌薬　3, 103
S-アデノシル-L-メチオニン　70
アデノシン三リン酸（ATP）　70
アトモキセチン　82
アニリン　70
アプリンジン　32
アミオダロン　105
アミド結合　37, 67
p-アミノ安息香酸　65
アミノ基　59
アミノグリコシド系抗菌薬　80
アミノ酸配列の相同性　84
アミノ酸抱合　67
アミノ酸抱合酵素　10

索　引

アモバルビタール　71
アリルアミン N-アセチル転移酵素　64
アリール硫酸転移酵素（フェノール硫酸転移酵素）　59
アルコール（エタノール）　87, 107
アルコール依存症　88
アルコール性水酸基　59
アルコール脱水素酵素（アルコールデヒドロゲナーゼ，ADH）　37, 54, 87
アルコール硫酸転移酵素（ヒドロキシステロイド硫酸転移酵素）　59
アルデヒド酸化酵素（AO）　54
アルデヒド脱水素酵素（アルデヒドデヒドロゲナーゼ，ALDH）　87
アルブミン　28
　　——の合成　14
アレル（対立遺伝子）　81
アロプリノール　105, 107
安息香酸　68
アンチピリン　27, 31
アンテドラッグ　53
アンフェタミン　70, 105

胃がん　64
イソニアジド　38, 65, 103, 108
イソメラーゼ活性　62
一塩基多型（SNP）　45, 65, 87, 90
一原子酸素添加反応　37, 41
一次性能動輸送　26
一次胆汁酸　69
遺伝学的検査に関するガイドライン　87
遺伝子マーカー　78
遺伝性疾患　49
遺伝的多型　3, 49, 65
イトプリド　48
イヌリン　27
イミプラミン　85, 101, 105
医薬品規制ハーモナイゼーション国際会議（ICH）　84
医薬分業　101
イリノテカン塩酸塩　11, 52, 58, 82, 84, 97
医療事件　100
インドメタシン　26, 52, 58
インドメタシンファルネシル　52
インドールエチルアミン N-メチル転移酵素（インドールエチルアミン N-メチルトランスフェラーゼ）　70
インベーダー法　87

ウラシル脱水素酵素（ジヒドロピリミジン脱水素酵素，DPD）　89, 100, 107
ウリジン二リン酸（UDP）　37
ウリジン二リン酸-α-グルクロン酸（UDPGA）　37, 55
ウリジン二リン酸-グルクロン酸転移酵素（ウリジン二リン酸-グルクロノシルトランスフェラーゼ，グルクロン酸転移酵素，UGT）　13, 37, 55, 79, 108
ウルソデオキシコール酸　69

エクソン　81
エステラーゼ　5
エステル型グルクロニド　56
エステル結合　37
エストラジオール　60
エストロゲン硫酸転移酵素　59
エストロン　60
エタノール（アルコール）　87, 107
エチニルエストラジオール　104, 107
エーテル型グルクロニド　56
エナラプリラート　84
エナラプリル　84
エピネフリン　70
エファビレンツ　106
エフェドリン　48
エポキシド水解酵素（エポキシドヒドロラーゼ，EH）　16, 37, 54
エームス試験（エームス法）　17
エリスロマイシン　12
塩基性薬物　28
9000×g 遠心上清画分（S9）　40

オキサゼパム　56
オセルタミビル　50
オメプラゾール　86, 103
オランザピン　48

カ 行

化学発がん　16
核黄疸　79
画分　40
過形成結節　64
加水分解反応　6, 36, 36
活性硫酸（3'-ホスホアデノシン 5'-ホスホ硫酸，PAPS）　37, 59
カテコールアミン　37, 95
カテコール O-メチル転移酵素（カテコール O-メチルトランスフェラーゼ，COMT）　70, 94
カペシタビン　52
可溶性画分　40, 49, 65
カルバマゼピン　106
カルボキシルエステラーゼ（CES）　37, 49
肝炎ウイルス　81
肝クリアランス　30, 80
肝血流依存性クリアランス　30
肝血流速度　29
還元型シトクロム P-450　43
還元型ニコチンアミドアデニンジヌクレオチド（NADH）　43

還元型ニコチンアミドアデニンジヌクレオチドリン酸（NADPH）　37, 48
がん原性　14
がん原性多環芳香族炭化水素　63
がん原性ヘテロサイクリックアミン　16
還元反応　6, 36, 36, 42
がん原物質　16, 40
肝硬変　81
肝固有クリアランス　30
肝固有クリアランス依存性　31
肝細胞逸脱アミノ酸転移酵素　81
肝細胞の壊死　81
肝疾患　14, 80
肝初回通過効果　80
肝臓　23, 25
肝代謝型のくすり　80
肝代謝型の抗生物質　2
肝抽出率　30
漢方薬　5

キサンチン酸化酵素（XO）　54
キサンチン酸化酵素阻害薬　105
基質結合部位　41
基質特異性　10
喫煙（たばこ）　16, 107
キノロン系抗菌薬　106
究極発がん（性）物質　16, 40, 63
吸収　6, 23
急性肝炎　81
競合阻害　12, 104
共有結合　67
極性化反応　2
魚臭症候群（トリメチルアミン尿症）　49
起立性低血圧　85

くすりの適正使用　101
クラリスロマイシン　104
クリアランス　28
クリグラー・ナジャー症候群　58
グリシン　67
グルクロン酸　36
グルクロン酸転移酵素（ウリジン二リン酸-グルクロン酸転移酵素，ウリジン二リン酸-グルクロノシルトランスフェラーゼ，UGT）　13, 37, 55, 79, 108
グルクロン酸抱合　13, 55
グルコース抱合　71
グルタチオン（GSH）　36, 62
グルタチオン S-転移酵素（グルタチオン抱合酵素，グルタチオン S-トランスフェラーゼ，GST）　38, 62
グルタチオンペルオキシダーゼ活性　62
グルタチオン抱合酵素（グルタチオン S-転移酵素，グルタチオン S-トランスフェラーゼ，GST）　38, 62

グルタチオン抱合反応　62
グルタミン　67
クレアチニン　27
クレアチニンクリアランス　33
グレイ症候群　56,80
グレープフルーツ（ジュース）　106
クロピドグレル　87
クロラムフェニコール　56,79
クロルプロマジン　105
群（ファミリー）　39,84

劇症肝炎　14,81
血液　23
血液脊髄液関門　28
血液脳関門　28
血清クレアチニン値　33
血中濃度　23
血中濃度-時間曲線下面積（AUC）　16, 29,31
解毒　14
限外濾過　33
原尿　33

抗菌薬（抗生物質）　65
抗生物質（抗菌薬）　65
酵素阻害　3
酵素誘導　3,12,106
抗不整脈薬　49
高齢者　80
個人情報保護法　87
個体差　5
コデイン　56,85
コドン　81
個別化医療（テーラーメイド医療）　87, 96
個別化薬物療法　96
コルチゾン　56

サ 行

催奇形性　14
最高血中濃度　17
細胞質　49,65
細胞質性グルタチオン S-転移酵素　62
サイレント変異　81
サブファミリー（亜群）　39,84
サラゾスルファピリジン　53
サリチル酸　37,68
酸化型シトクロム P-450　43
酸化反応　6,36
酸性薬物　28
酸素化型シトクロム P-450　43
酸素分子の活性化　42

ジアゼパム　31,56
ジアゼパムサイト　28
ジギトキシンサイト　28

ジゴキシン　26,80
自殺基質　91
システイン残基　41
ジスルフィラム　37,59,71,88
シトクロム b_5　43
シトクロム P-450　4,8,36,37,38,84, 101
ジヒドロピリジン系カルシウム拮抗薬　106
ジヒドロピリミジン脱水素酵素（ウラシル脱水素酵素, DPD）　89,100,107
糸球体濾過　33
糸球体濾過速度（GFR）　33
脂肪酸　39
シメチジン　103
N,N-ジメチルアニリン　46
終止コドン　81
種差　4
受動拡散　6,25,49
腫瘍マーカー　64
常染色体潜性　85
小腸　24
小児　79
小児薬用量　79
小胞体　39
小胞体膜　37,49
初回通過効果　6,25
ジルベール症候群　58
腎疾患　14
腎臓　33
人種差　79
新生児黄疸　13,58,79
迅速代謝者（EM）　82
腎排泄型のくすり　80
腎排泄型の抗生物質　2

N-水酸化反応　66
推定糸球体濾過速度（eGFR）　33
水痘・帯状疱疹ウイルス　100
ステロイド　39
ステロイドホルモン　4,62
スパルテイン　11
スプライス異常　81,85
スリンダクスルフィド　48
スルファチアゾール　38
スルファニルアミド　38
スルファメタジン　65
スルファメトキサゾール　65
スルホトランスフェラーゼ（硫酸転移酵素, SULT）　10,16,59

性差　4,79
青酸（シアン）　72
生体外異物　1,10
生体成分合成型シトクロム P-450　39
生体内運命　6
生体内物質　1,39

生体内変換　1
セイヨウオトギリソウ（セントジョーンズワート）　107
セフェム系抗生物質　2
セリン酵素　37
全身クリアランス　29,80,81,82
全身循環血　23
選択的セロトニン再取込み阻害薬（SSRI）　106
セントジョーンズワート（セイヨウオトギリソウ）　107

臓器特異的に発現する分子種　56
臓器毒性　4
相同遺伝子　81
組織特異的に発現する分子種　56
ゾニサミド　32
ソリブジン　90,100
ソリブジン事件　91,100

タ 行

第一相反応　6,36
ダイオキシン　6
第三相反応　9
胎児　13
代謝　6,24
代謝機構依存的阻害（MBI）　12,103
代謝欠損者（PM）　82
代謝酵素誘導剤　56
代謝産物　4
代謝的活性化　16
代替（試験）法　18
大腸がん　64
体内動態　3,17,23
体内分布　26
第二相反応　6,36
対立遺伝子（アレル）　81
タウリン　67
多環芳香族炭化水素　16
多型アレル　78
たばこ（喫煙）　16,16,107
胆汁酸硫酸転移酵素　59
胆汁中排泄　24,33,34
単純拡散　7
単純ヘルペスウイルス　100
胆嚢がん　64

6-チオグアニン　71
チオピリミジン系化合物　70
チオプリン S-メチル転移酵素（チオプリン S-メチルトランスフェラーゼ, TPMT）　70,92
チオプリン系化合物　70
チオペンタール　6
チオラートイオン　41
チオ硫酸硫黄転移酵素（ロダネーゼ）

71
チオール S-メチル転移酵素（チオール S-メチルトランスフェラーゼ，TMT）　70
チクロピジン　87, 106
腸肝循環　7, 26, 37, 56, 69
腸内細菌　36

定常状態　28
デオキシコール酸　60
テオフィリン　31, 80
テガフール　52, 91
デキストロメトルファン　11, 85
デヒドロエピアンドロステロン　60
デブリソキン　11, 85
テーラーメイド医療（個別化医療）　87, 96
電子伝達系　42
転写活性　106
天然のプロドラッグ　5
添付文書　101

トキシコキネティックス（毒物動態）　17
特異体質性薬物毒性　14
毒物動態（トキシコキネティックス）　17
ドパミン　37
ドーピング検査　4
トランスポーター（輸送体）　6, 7, 24, 36
トリアセチルオレアンドマイシン　12
トリメチルアミン尿症（魚臭症候群）　49
トルブタミド　31, 86

ナ 行

2 型 N-アセチル転移酵素（NAT2）　96
二次性能動輸送　26
二次胆汁酸　69
ニトロ基　37
ニトロソアミン　16
尿細管再吸収　33
尿細管分泌　33
尿中排泄　33

能動輸送　25
ノルエピネフリン　37, 70
ノルコカイン　48
ノルモルヒネ　70
ノンレスポンダー　82

ハ 行

バイオアベイラビリティ　25
排泄　6, 23
馬尿酸　68

バラシクロビル　51
パラヒドロキシアセトアニリド　37
バルビツール酸　40
バルビツール酸誘導体　101
バルプロ酸　31
バルプロ酸ナトリウム　106
半減期　2, 17, 29
反応中間体　14

ヒスタミン　70
ヒスタミン H_2 受容体阻害薬　103
ヒスタミン N-メチル転移酵素（ヒスタミン N-メチルトランスフェラーゼ）　70
ビタミン　39
ビタミン K エポキシド還元酵素　86
ヒトへの外挿　4
ヒドラジン基　103
ヒドラジン類　64
ヒドララジン　65
N-ヒドロキシアセトアミド（アシルヒドロキサム酸）　66
ヒドロキシステロイド硫酸転移酵素（アルコール硫酸転移酵素）　59
N-ヒドロキシスルファメトキサゾール　66
N-ヒドロキシ芳香族アミン　66
非ヌクレオシド系 HIV 逆転写酵素阻害薬　106
標的臓器　2, 6, 16
ビリルビン　13, 58, 79
ピロリ菌（ヘリコバクター・ピロリ）　86

ファーマコキネティックス（薬物動態，PK）　6
ファミリー（群）　39, 84
ファモチジン　103
ファルネシル基　52
フェニトイン　31, 32, 80, 106
フェニルケトン尿症　68
フェニル酢酸　68
フェニルブタゾン　59
フェノバルビタール　12, 31, 71, 107
フェノール性水酸基　59
フェノール硫酸転移酵素（アリール硫酸転移酵素）　59
フェンチオン　48
複製エラー　78
復帰突然変異　18
フラノクマリン系化合物　106
フラビンアデニンジヌクレオチド（FAD）　37
フラビン依存性の酸素添加反応　48
フラビン含有モノオキシゲナーゼ（フラビン含有一原子酸素添加酵素，FMO）　8, 37, 46

フラビンモノヌクレオチド（FMN）　37
5-フルオロウラシル（5-FU）　52, 100
フルバスタチンナトリウム　104
フレカイニド　85
フレームシフト　85
フレームシフト変異　81
プロカイン　49
プロカインアミド　49, 65, 108
プロトヘム　40
プロトポルフィリン　40
プロドラッグ　5, 37, 49, 84, 87
天然の――　5
プロトンポンプ阻害薬　86, 103
プロプラノロール　30, 105
プロベネシド　108
5-ブロモビニルウラシル　100
分画　40
分子状酸素　42, 48
分布　6, 24
分布速度　27
分布容積　27

併用禁忌　3
併用注意　3
ヘキソバルビタール　40
ヘテロサイクリックアミン　16
ペニシリン　2, 79
ヘムタンパク質　40
ヘムポケット　41
ヘモグロビン　43
ベラパミル　30, 80
ヘリコバクター・ピロリ（ピロリ菌）　86
変異アレル　78
変異型ホモ接合体　82
変異原性試験　17
ベンジダミン　48

膀胱がん　16
芳香族アミン　16, 64
抱合反応　6, 36
飽和現象　26
補欠分子族　40
補酵素　40
3′-ホスホアデノシン 5′-ホスホ硫酸（活性硫酸，PAPS）　37, 59
ホモ接合体　81
ポリ塩化ビフェニル（PCB）　6
ポリメラーゼ連鎖反応法（PCR 法）　87

マ 行

マイクロドージング法　4
膜結合性グルタチオン S-転移酵素　62
マクロライド系抗生物質（抗菌薬）　2, 12, 103
末梢血単核球（PBMC）　89

慢性ウイルス性肝炎　81

ミカエリス・メンテン式　31
ミクロソーム画分　37, 38, 40, 49
ミクロソームグルタチオン S-転移酵素　62
ミトコンドリア　39, 68
ミノキシジル　60

メチオカルブ　48
メチオニン　70
メチマゾール　48
メチルアミン　48
メチルアンフェタミン　48
メチル基　36
メチル基転移酵素（メチルトランスフェラーゼ）　69
メチルトランスフェラーゼ（メチル基転移酵素）　69
メチルフェニデート　106
メチルプレドニゾロンコハク酸エステルナトリウム　50
メプロバメート　59
メルカプツール酸　38
6-メルカプトプリン　71, 92

モノアミン酸化酵素（MAO）　37, 54, 108
モルヒネ　26, 30, 36, 56, 85

ヤ 行

薬剤感受性遺伝子　87
薬物血中濃度モニタリング（TDM）　101
薬物相互作用　3, 11, 100
薬物代謝　1, 23
薬物代謝型シトクロム P-450　39
薬物代謝酵素　24
薬物動態（ファーマコキネティックス，PK）　6
薬物動態学的相互作用　11, 101
薬物併用　100
薬物療法の個別化　10
薬力学（PD）　11
薬力学的相互作用　11, 101
焼けこげ　16
野生型ホモ接合体　82

有機アニオントランスポーター群　33, 34
有機カチオントランスポーター群　33, 34
有効血中濃度　101
輸送体（トランスポーター）　6, 7, 23, 25, 36

ラ 行

ラニチジン　48, 103

リガンジン　63
リザトリプタン　108
リトコール酸　60
リファンピシン　101, 106
硫酸　36
硫酸転移酵素（スルホトランスフェラーゼ，SULT）　10, 16, 59
硫酸抱合　59

ロキソプロフェン　59
ロダネーゼ（チオ硫酸硫黄転移酵素）　71

ワ 行

ワルファリン　11, 12, 31, 80, 86, 101
ワルファリンサイト　28

編者略歴

山崎浩史
やまざきひろし
1985年　岐阜薬科大学大学院薬学研究科修士課程修了
現　在　昭和薬科大学薬学部教授
　　　　薬学博士

小澤正吾
おざわしょうご
1986年　東京大学大学院薬学系研究科博士課程修了
現　在　岩手医科大学薬学部教授
　　　　薬学博士

〈医歯薬アカデミクス〉
医療薬物代謝学　　　定価はカバーに表示

2010年2月23日　初　版第1刷発行
2016年3月25日　　　　第5刷発行
2018年1月30日　第2版第1刷発行

編　集　山崎浩史・小澤正吾

発行所　株式会社 テコム 出版事業部
　　　　〒169-0073 東京都新宿区百人町1-22-23
　　　　新宿ノモスビル2F
　　　　（営業）TEL 03(5330)2441
　　　　　　　　FAX 03(5389)6452
　　　　（編集）TEL 03(5330)2442
　　　　URL http://www.tecomgroup.jp/books/

印刷・製本：大日本法令印刷　／　装丁：安孫子正浩

ISBN 978-4-86399-412-6　C3047